技能型人才培养"十三五"规划实训教材

健康评估
实训指导

主　编　黄安胜　甘权海

副主编　麻尔光　梁启斌　王炀圣　覃小群

编　者（按姓氏笔画排序）

王炀圣　韦秀丽　韦艳飞　甘权海

闭凤英　李彩新　吴小勤　邹欢欢

汪耀慧　罗　莹　周玉娟　姚　尧

黄安胜　黄斯密　麻尔光　梁启斌

覃小群　覃俏理

U0286956

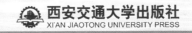

西安交通大学出版社

XI'AN JIAOTONG UNIVERSITY PRESS

图书在版编目(CIP)数据

健康评估实训指导/黄安胜,甘权海主编. —西安:西安
交通大学出版社,2017.8
技能型人才培养"十三五"规划实训教材
ISBN 978 - 7 - 5693 - 0015 - 4

Ⅰ.①健… Ⅱ.①黄… ②甘… Ⅲ.①健康-评估-高等
职业教育-教材 Ⅳ.①R471

中国版本图书馆 CIP 数据核字(2017)第 205013 号

书　　名	健康评估实训指导
主　　编	黄安胜　甘权海
责任编辑	王　坤

出版发行	西安交通大学出版社
	(西安市兴庆南路 10 号　邮政编码 710049)
网　　址	http://www.xjtupress.com
电　　话	(029)82668357　82667874(发行中心)
	(029)82668315(总编办)
传　　真	(029)82668280
印　　刷	西安明瑞印务有限公司

开　　本	787mm×1092mm　1/16　印张　8　字数　200 千字
版次印次	2018 年 8 月第 1 版　　2018 年 8 月第 1 次印刷
书　　号	ISBN 978 - 7 - 5693 - 0015 - 4
定　　价	24.00 元

读者购书、书店添货、如发现印装质量问题,请与本社发行中心联系、调换。
订购热线:(029)82665248　(029)82665249
投稿热线:(029)82668803　(029)82668804
读者信箱:xjtumpress@163.com

技能型人才培养"十三五"规划实训教材建设委员会

FOREWORD
前　言

健康评估是护理专业基础课程与临床护理学科的桥梁课程，是一门实践性较强的学科，也是培养综合素质型护理人才的基础。《健康评估实训指导》以《健康评估》教材为指导，以护理职业技能培养为根本，它的出现正好满足了教学需要和岗位需要。

本书共10个实训项目，每个实训项目分为实训目的、实训准备、实训内容、实训方式、实训流程、实训评价、实训作业等模块。

本书的编写突出了护理工作中健康评估的特点，结合临床需要，重点突出；体现了以学生为本的教学思想和以患者为中心的护理理念；结合了中、高等职业教育学生的认知特点，对操作步骤进行详细阐述，图文并茂，通俗易懂，实用性和可操作性强。

本书能够得以顺利完成，百色市民族卫生学校的各位编写老师付出了辛勤的劳动，咸阳职业技术学院赵小义老师为本书做了全面审读，提高了书稿质量，在此表示衷心的感谢！由于编写时间仓促，编者水平有限，可能存在不妥之处，恳请广大教师和学生提出宝贵意见。

编者

2018 年 5 月

CONTENTS

目录

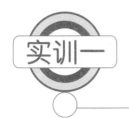

实训一 健康史采集

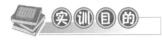

(1)掌握健康史评估方法、技巧、注意事项及内容。
(2)通过健康史采集,能熟练评估患者现存或潜在的健康问题。
(3)培养尊重患者、认真严谨的工作作风与合作精神。

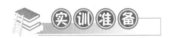

护士、患者准备;病历夹、入院评估表、笔;标准健康史采集的音像资料;病例资料。

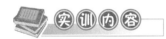

健康史采集的内容包括以下几方面。

1. 一般资料

应询问患者的姓名、性别、年龄、民族、职业、婚姻、籍贯、文化程度、宗教信仰、工作单位、家庭住址及电话、入院日期、入院方式,并记录入院诊断、病史供述人、可靠程度、日期等。

2. 主诉

应询问此次就诊最主要的症状、体征及其时间。

3. 现病史

应询问患病时间与起病情况、主要症状特点及演变情况、伴随症状、诊疗及护理经过、一般情况。

4. 既往史

应询问既往健康状况、外伤史、手术史、预防接种史、过敏史。

5. 生长发育史

应询问生长发育情况、个人史和月经史。

6. 婚姻生育史

应询问婚姻状况、结婚年龄、配偶健康状况、性生活情况、夫妻关系等。如丧偶,应询问死亡年龄、原因和时间。对已婚者,应询问生育情况,包括妊娠与生育次数,有无人工或自然流产,有无早产、手术产或死胎、围产期感染等,以及计划生育情况。

7. 家族史

应询问父母、兄弟、姐妹及子女目前身体健康情况及曾患疾病情况,特别要询问是否患有与患者类似的疾病,有无遗传有关的疾病。对已死亡的直系亲属,还要询问死亡的原因和年龄(见健康史采集交谈示例)。

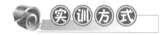

(1)观看标准健康史采集的教学片。

(2)教师示教健康史采集过程。

(3)学生按6~8人一组,教师指导学生认真阅读健康史采集的病例资料,由一位学生扮演患者,一位学生扮演护士进行健康史采集,其他学生做记录,教师巡回指导,发现错误及时纠正。

(4)学生将采集获得的资料进行分析、归纳、整理。

(5)记录健康史采集评估的结果,完成实训作业。

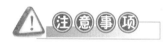

(1)环境应保持安静,护士要衣帽整洁,语言要规范,举止要得体。

(2)护士与患者要认真地完成健康史采集,要按照健康史采集的内容逐项询问,避免缺项或漏项。采集健康史时应避免诱问、暗示或逼问。

健康史采集交谈示例

李某,男,30岁。咳嗽、咳痰3天入院。以下是护士小王围绕健康史采集内容与该患者的交谈内容要点。

1. 一般资料

(略)。

2. 现病史询问

(1)咳嗽、咳痰多长时间了? 发病前有无明显原因或诱因?

（2）咳嗽的次数、时间、频率，以及咳痰的颜色、痰量如何？

（3）有无使咳嗽、咳痰加重或缓解的因素？

（4）除了咳嗽、咳痰，还有其他不舒服吗？

（5）病后曾看过医生吗？若看过，应问：在什么时间、什么地方做了哪些检查？检查有何结果？诊断是什么疾病？是否知道用了什么药？用药后效果怎样？

（6）病后精神状况、食欲、睡眠有无改变？大、小便是否正常？

3. 既往史询问

（1）以前曾患过什么病？如外伤、手术或肝炎、肺结核等传染病？

（2）以前有无预防接种史？有无食物及其他过敏史？

4. 用药史询问

（1）您用过哪些药物？用法、用量如何？效果怎样？

（2）有无药物过敏史？若有过敏，应知道药名，以及什么时间有何反应。

5. 生长发育史询问

（1）您在哪里出生长大？曾经去过哪些地方？

（2）您的文化程度如何？做什么工作？工作环境怎样？

（3）您有什么业余爱好？有没有吸烟、饮酒或其他嗜好？如有，应问：您从什么时候开始的？每天摄入量是多少？

6. 婚育史询问

（1）您结婚了吗？如已结婚，应问：您多大年龄结婚？您妻子身体状况如何？夫妻感情好吗？

（2）您有孩子吗？如有，应问：有几个孩子？孩子的身体状况如何？

7. 家族史询问

（1）您父母身体怎样？

（2）有几个兄弟姐妹？他们身体都好吗？

（3）您家族中的亲人有无患过与您类似的疾病？有患过传染病或有遗传病的吗？

（4）如有直系亲属死亡，还应询问：他（她）多大年龄死亡？死因是什么？

以上病史采集仅供学生学习时参考，具体交谈的方法和内容应结合评估对象的具体情况灵活使用。

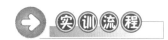

```
                护士准备
                   │
                   │ 熟悉实训内容及实训目的,衣帽整洁
                   ↓
                用物准备
                   │
                   │ 笔、病历夹、健康评估表、音像资料、病例资料
                   ↓
                观看录像
                   │
                   │ 有关病史询问录像
                   ↓
                环境准备
                   │
                   │ 选择温馨、舒适的病房
                   ↓
             询问一般资料
                   │
                   │ 一般资料:姓名、性别、年龄、民族、职业、婚姻、籍贯、文化程度、宗教信
                   │ 仰、工作单位、家庭住址及电话、入院日期、入院方式
                   ↓
                   │ 记录:入院诊断、病史供述人、可靠程度、日期
             询问现病史
                   │
                   │ 患病时间与起病情况
                   │ 主要症状特点及演变情况
                   │ 伴随症状
                   │ 诊疗及护理经过
                   ↓
                   │ 一般情况
             询问既往史
                   │
                   │ 既往健康状况、外伤史、手术史、预防接种史、过敏史
                   ↓
            询问生长发育史
                   │
                   │ 生长发育情况
                   │ 个人史
                   ↓
                   │ 月经史
            询问婚姻生育史
```

婚姻状况,结婚年龄,配偶健康状况,性生活情况,夫妻关系

妊娠与生育次数,有无人工或自然流产,有无早产、手术产或死胎、围产期感染等,计划生育情况

询问家族史

父母、兄弟、姐妹及子女目前身体健康情况及曾患疾病情况,有无遗传有关的疾病

对资料进行分析、归纳、整理

记录结果,完成实训作业

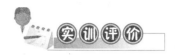

健康史采集考核标准

项　　目		评价标准	量分	得分
实训准备		护士准备、患者准备、健康评估表、笔、病历夹、音像资料、病例资料	5	
实训步骤及方法	准备	选择合适的时间和环境,确定交谈对象、方法,参阅必要的资料,确定交谈的目的	5	
	自我介绍	向患者进行自我介绍,说明你的目的,获得患者的认可	5	
	交谈	1. 通过交谈了解患者的一般资料	5	
		2. 通过交谈获得患者最主要症状和体征	6	
		3. 通过交谈引导患者说出患病以来的健康状况	12	
		4. 通过交谈了解患者的既往史(小儿成长史)	5	
		5. 通过交谈了解患者目前的用药史	4	
		6. 通过交谈了解患者的过敏史	4	
		7. 通过交谈了解患者的婚姻、生育(女性月经史)、家族史	6	
		8. 通过交谈了解患者患病后的生活状况及自理程度	4	
		9. 通过交谈了解患者患病后的心理状况等	3	
	结束	1. 简述谈话的主要内容,若有差错,及时纠正	4	
		2. 对患者提出的疑虑和要求做必要的回答	4	
		3. 安慰患者	3	
职业道德规范		衣着整洁,举止端庄 态度和蔼,能尊重、关心、同情患者	10	
熟练程度		在规定的时间内(20分钟)完成健康史的采集	5	
		在规定的时间内(15分钟)内书写健康史的内容,内容正确真实	10	
总分			100	

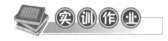

(1)健康史采集的最基本方法是什么?

(2)健康史采集的内容包括哪些?

(3)一般健康史采集的时间应控制在多长时间以内? 患者入院后多长时间内必须完成健康史采集?

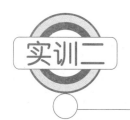

实训二 护理体检基本方法

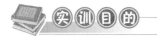

了解患者的健康状况,及时发现需要由护士解决的护理问题和预防可能发生的护理问题。

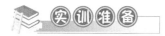

1. 护士准备

熟悉实训内容,衣帽整洁,必须在患者面前洗手或消毒手,冬季温暖手和听诊器。

2. 用物准备

手电筒、压舌板、听诊器、叩诊锤、皮尺、笔、纸、听诊模型人、多媒体课件等。

3. 患者准备

患者解除大、小便。向患者解释检查的意义、目的及配合方法。

4. 环境准备

环境温度、湿度适宜,注意屏风遮挡并保持光线充足。

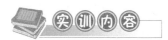

护理体检是护士通过自己的感觉器官(眼、耳、鼻、手)或借助简单的检查工具(听诊器、叩诊锤等),对发现患者全身或某些部位的病理形态改变,结合护理病变史做出护理诊断,使患者得到行之有效的护理。护理体检基本方法包括视诊、触诊、叩诊、听诊、嗅诊。

(一)安置体位

患者应取舒适的体位,一般取平卧位。

(二)暴露检查部位

暴露顺序:头—颈—胸部—腹部—上肢—下肢—外生殖器、肛门。

（三）护理体检

1. 视诊检查

视诊检查是护士通过视觉进行观察和了解患者全身或局部病变特征的一种检查方法。

内容：可以观察到患者全身的状态，如年龄、性别、营养状况等；了解患者的意识状态，面部表情，姿势体位，肢体活动情况，皮肤、呼吸、循环状况，分泌物与排泄物的性状、量，以及患者与疾病相关的症状、体征等一系列情况。

2. 触诊检查

触诊检查是护士通过手的感觉对患者的某些器官或组织的物理特征进行判断的一种检查方法。它可以补充视诊检查的某些不足。

（1）方法：包括浅部触诊法和深部触诊法。

（2）内容：如用触觉来了解所触及体表的温度、湿度、弹性、光滑度、柔软度，以及脏器的外形、大小、软硬度、移动度和波动感等。

3. 叩诊检查

叩诊检查是指通过手指叩击或手掌拍击被检查部位体表，使之振动而产生音响，然后根据所感到的振动和所听到的声音特点来判断被检查部位的脏器有无异常的方法。

（1）方法：包括间接叩诊法和直接叩诊法。

（2）内容：常用于胸腹部评估，了解检查部位脏器的大小、形状、位置及密度，如确定肺下界、心界大小、有无腹水及腹水量等。

4. 听诊检查

听诊检查是用听觉听取患者身体各个部分发出的声音，分析判断不同声音所代表的不同含义。

（1）方法：用耳或听诊器。

（2）内容：如听到患者咳嗽，可以通过咳嗽的不同声音、音调、持续的时间、剧烈程度来分析患者疾病的状态。借助听诊器可以听到心音、心率、呼吸音、肠鸣音等。

5. 嗅诊检查

嗅诊检查是指利用嗅觉来辨别患者的各种气味，判断与其健康状况关系的一种检查方法。

（1）方法：用手将患者散发的气味扇向自己的鼻部，仔细辨别气味的特点和性质。

（2）内容：患者的气味可以来自皮肤、黏膜、呼吸道、胃肠道，以及分泌物、呕吐物、排泄物等。

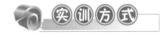
实训方式

（1）观看多媒体视频。

（2）教师在活体或模型上示教。

（3）学生分组相互练习。

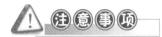

（1）要在温暖的环境和适当的自然光线下进行。灯光下不能正确地辨别黄疸、皮疹和出血点。

（2）听诊前,应注意听诊器的耳件方向是否正确,管腔是否通畅。听诊时,体件要紧贴于被检查部位,避免与皮肤摩擦而产生影响听诊的附加音。

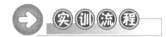

护士准备

　熟悉实训内容,衣帽整洁,必须在患者面前洗手或消毒手,冬季温暖手和听诊器

用物准备

　手电筒、压舌板、听诊器、叩诊锤、皮尺、笔、纸、听诊模型人、多媒体课件等

环境准备

　温度、温度适宜

　注意屏风遮挡并保持光线充足

患者准备

　患者解除大、小便

　向患者解释检查的意义、目的及配合方法

操作步骤

　视诊

　触诊

　叩诊

　听诊

　嗅诊

操作后处理

　安置患者,整理用物

　洗手

记录结果,完成实训报告

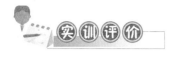

护理体检基本方法考核标准

项目		评价标准	量分	得分
实训准备	护士准备	衣帽整洁,修剪指甲,温暖双手及听诊器头	5	
	用物准备	手电筒、压舌板、听诊器、叩诊锤、皮尺、笔、纸、听诊模型人、多媒体课件等	5	
	环境准备	安静、温暖,光线适宜;关闭门窗,必要时放置屏风	5	
操作步骤	核对患者	床号、姓名	5	
	安置体位	舒适体位	10	
	暴露检查部位	依次为头、颈、胸、腹、上肢、下肢、外生殖器、肛门	5	
	视诊	意识状态,面部表情,姿势体位,肢体活动情况,皮肤、呼吸、循环状况,分泌物与排泄物的性状、量	10	
	触诊	体表的温度、湿度、弹性、光滑度、柔软度,以及脏器的外形、大小、软硬度、移动度和波动感	10	
	叩诊	脏器的大小、形状、位置及密度,如确定肺下界、心界大小、有无腹水及腹水量	10	
	听诊	通过咳嗽的不同声音、音调、持续时间、剧烈程度来分析患者疾病的状态。借助听诊器可以听到心音、心率、呼吸音、肠鸣音	10	
	嗅诊	患者的气味可以来自皮肤、黏膜、呼吸道、胃肠道,以及分泌物、呕吐物、排泄物	10	
质量标准	动作轻巧,用物准备齐全,摆放有序,严格按操作规程进行,手法正确,操作熟练,20分钟内完成		10	
提问	口述正确		2.5	
	叙述流畅		2.5	
总分			100	

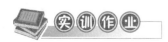

书写实训报告。

实训二　护理体检基本方法实训报告

姓名		实训日期		学号	
班级		带教老师		评分	

【实训目的】

【实训准备】

【操作步骤】

【注意事项】

教师签名：

批阅时间：

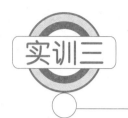

实训三　　一般状态评估

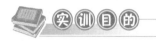

（1）掌握一般状态的基本评估方法。

（2）掌握判断成人发育正常的指标。

（3）掌握营养状态的评估指标。

（4）熟悉一般状态异常表现的特点及临床意义。

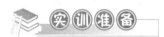

1. 护士准备

熟悉实训内容，衣帽整洁，必须在患者面前洗手或消毒手，冬季温暖手和听诊器。

2. 用物准备

体温计、血压计、听诊器、体重计、软尺、手电筒、棉签、笔、纸、听诊模型人、多媒体课件等。

3. 患者准备

患者解除大、小便。向患者解释检查的意义、目的及配合方法。

4. 环境准备

环境温度、湿度适宜，注意屏风遮挡并保持光线充足。

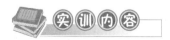

一般状态评估包括生命体征、意识、营养状况、体位、面容、步态等。

（一）生命体征

1. 体温

用体温计测量体温，常见的方法有腋测法（正常值为36～37℃）、口测法（正常值为36.3～

37.2℃)和肛测法(正常值为 36.5～37.7℃)。正常人的体温在 24 小时内波动幅度一般不超过 1℃。生理情况下,早晨体温最低,下午略高;运动或进食后体温略高;老年人体温略低;幼儿体温比成人略高;月经前期或妊娠期妇女体温略高。

发热的分度:①低热(37.3～38℃);②中等度热(38.1～39℃);③高热(39.1～41℃);④超高热(41℃)以上。

各体温数值点连接起来构成体温曲线。该曲线的不同形态称为热型。常见热型有以下六种。

(1)稽留热:体温持续在 39～40℃以上达数天或数周,24 小时内波动范围不超过 1℃,常见于肺炎球菌性肺炎高热期、伤寒极期。

(2)弛张热:体温常在 39℃以上,24 小时内波动范围超过 2℃,但体温最低时仍高于正常,常见于败血症、严重化脓性感染等。

(3)间歇热:体温骤升达 39℃以上,持续数小时后又骤降至正常,无热期持续一天或数天后,体温又突然升高,高热期与无热期反复交替出现,常见于疟疾、急性肾盂肾炎等。

(4)回归热:体温骤升至 39℃或以上,持续数天后又骤降至正常水平,数日后又骤升至高热,高热期与无热期各持续数天后规律地交替出现,常见于回归热、霍奇金病等。

(5)波状热:体温逐渐升高到 39℃或以上,数日后又逐渐降至正常水平,持续数日后又逐渐升高,如此反复多次,常见于布氏杆菌病等。

(6)不规则热:发热的体温曲线无一定规律,常见于支气管肺炎、结核病、肿瘤等。

2. 脉搏

通常选择两侧桡动脉触诊(图 3-1),也可选择颞动脉、颈动脉、肱动脉、股动脉等。护士以示指、中指和环指指腹平放于患者动脉搏动处,压力大小以清楚触到脉搏为宜,一般检查内容有脉搏的频率、节律、强弱,计数 1 分钟。正常人一般为 60～100 次/分,节律规整,强弱中等。

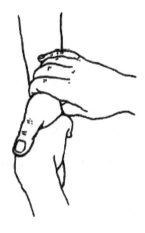

图 3-1　桡动脉触诊示意图

常见异常脉搏有以下几种。

（1）水冲脉：脉搏骤起骤落，急促有力，提示脉压增大，常见于甲状腺功能亢进症、严重贫血、主动脉瓣关闭不全、先天性心脏病动脉导管未闭、动静脉瘘等。

（2）奇脉：吸气时脉搏明显减弱或消失，又称吸停脉，见于大量心包积液、缩窄性心包炎等。

（3）交替脉：指节律规则而强弱交替出现的脉搏，是早期左心功能不全的重要体征之一，常见于高血压性心脏病、急性心肌梗死等。

3. 呼吸

静息状态下观察胸壁或腹壁的起伏，一吸一呼为一次，测 1 分钟。患者病情危重，呼吸微弱时，可用棉花纤维置于患者鼻孔前，观察棉花纤维吹动次数，测 1 分钟。正常成人静息状态下呼吸节律规整，深浅适度，频率为 16～20 次/分，呼吸与脉搏之比为 1:4。新生儿呼吸频率较快，约为 44 次/分，随年龄增长而逐渐减慢。

常见异常呼吸有以下几种。

（1）潮氏呼吸：呼吸由浅慢逐渐变为深快，再由深快转为浅慢，继而出现一段呼吸暂停，周而复始，可见于药物所致的呼吸抑制和脑损伤（脑皮质水平），提示中枢性呼吸衰竭，偶见于脑动脉硬化的老年人深睡时。

（2）间停呼吸：指伴长周期呼吸暂停的不规则呼吸，可见于颅内压增高、药物所致的呼吸抑制，以及脑损伤（延髓水平），常于临终前发生。

（3）叹气样呼吸：在正常呼吸节律中出现一次深大呼吸并常伴叹息声，多为功能性改变，见于神经衰弱、精神紧张或抑郁症。

4. 血压

一般采用间接测量法（即袖带加压法）测量血压（图 3-2）。血压计有汞柱式、弹簧式和电子血压计，以汞柱式血压计最为常用。测量血压时，患者在安静环境下休息 5～10 分钟，取坐位或仰卧位，被测上肢（通常为右上肢）裸露并外展 45°，上臂与心脏处于同一水平。将袖带紧贴皮肤缠于上臂，使其下缘距肘窝上方 2～3cm，气袖中部对准肱动脉。将听诊器体件放在肱动脉搏动处，向袖带内充气，边充气边听诊，充气至肱动脉搏动消失时，再升高 20～30mmHg，然后缓慢放气。当听到第一次声响时，血压计上的读数即为收缩压。继续放气，声音突然变调或消失时的读数为舒张压。收缩压与舒张压之差为脉压。血压记录用收缩压/舒张压表示，单位为毫米汞柱（mmHg）或千帕（kPa）（1mmHg = 0.133kPa）。测量血压时，一般以右上肢为准，连续 2～3 次，取其平均值。某些疾病尚需加测下肢血压，患者取俯卧位，袖带缠于大腿部，下缘距腘窝上方 3～4cm，听诊器体件放于腘窝上，其余步骤与判定方法同上。

健康人的血压随年龄增长而升高。正常人血压为（90～139）/（60～89）mmHg，脉压为 30～40mmHg，左上肢血压比右上肢血压高 5～10mmHg，下肢血压比上肢血压高 20～

40mmHg。异常血压包括高血压和低血压。

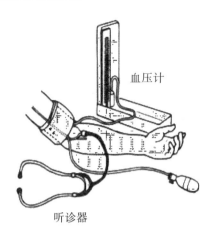

血压计

听诊器

图 3-2 血压测量示意图

（1）高血压：在安静、清醒的条件下用标准测量方法，至少 3 次非同日血压的收缩压达到或超过 140mmHg 和（或）舒张压达到或超过 90mmHg 为高血压。如果仅收缩压达到标准，则称为收缩期高血压。

（2）低血压：指血压低于 90/60mmHg，多见于休克、急性心肌梗死、极度衰弱等。

（二）发育与体型

用软尺测量身高、胸围、坐高及下肢的长度，判断结果以"正常""不正常"（包括超前或迟缓）记录。一般判断成人发育正常的指标有：①头长为身高的 1/7；②双上肢展开的长度约等于身高；③胸围约为身高的 1/2；④坐高等于下肢的长度，即身体上部量（头顶至耻骨联合上缘的距离）与下部量（身高减去上部量，或耻骨联合上缘至足底的距离）之比约为 1∶1。

（三）营养状态

1. 营养状态测量

（1）测量皮脂厚度：常用的测量部位是上臂背侧下 1/3。嘱患者手臂放松下垂，以拇指与示指两指间 3cm 的距离捏起皮下脂肪，用皮脂卡测量被捏起的皮肤皱褶的厚度。标准厚度男性为 12.5mm，女性为 16.5mm。此为最简单的方法。

（2）测量体重：实际体重在标准体重 ±10% 范围内为正常。标准体重的计算方法为：成人男性理想体重（kg）=［身高（cm）－100］×0.9；女性理想体重（kg）=［身高（cm）－100］×0.85。

2. 营养状态分级

营养状态可分为良好、中等和不良。①良好者面色红润有光泽，皮下脂肪丰满有弹性，肋间隙及锁骨上窝平坦，肌肉结实。②不良者皮肤干燥无华，弹性减退，皮下脂肪菲薄，肌肉松弛无力，双手向前平举时全部肋骨附着部均明显突出。③中等者介于两者之间。

(四)体位

视诊观察患者体位,如自动体位、被动体位、强迫体位(强迫侧卧位、强迫坐位、辗转体位、角弓反张等)。

(五)面容

视诊观察患者面容,如健康面容、急性病容、慢性病容、贫血面容、甲亢面容、二尖瓣面容、伤寒面容、满月面容等。

(六)表情

视诊观察患者表情,如烦躁、愉快、痛苦、淡漠、激动、惊愕等。

(七)意识状态

观察患者意识状态,如清晰、嗜睡、模糊、谵妄、昏睡、昏迷等。

(八)步态

视诊观察患者步态,如自然步态、蹒跚步态、慌张步态、醉酒步态等。

(1)蹒跚步态:见于佝偻病、大骨节病、进行性肌营养不良或先天性双侧髋关节脱位等。

(2)醉酒步态:见于小脑疾病、酒精及巴比妥中毒等。

(3)共济失调步态:见于脊髓疾病。

(4)慌张步态:见于震颤麻痹。

(5)跨阈步态:见于腓总神经麻痹。

(6)剪刀步态:见于脑性瘫痪、截瘫。

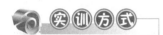

(1)观看一般状态评估的多媒体教学影像资料。

(2)教师示教一般状态评估内容。

(3)教师示教完毕后,学生每2人一组相互评估。教师巡回指导。

(4)教师总结与反馈。

(5)学生记录一般检查评估的结果,完成实训报告。

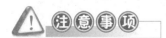

(1)光线要适宜。

(2)态度要端正。

(3)准确评估相关内容。

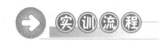

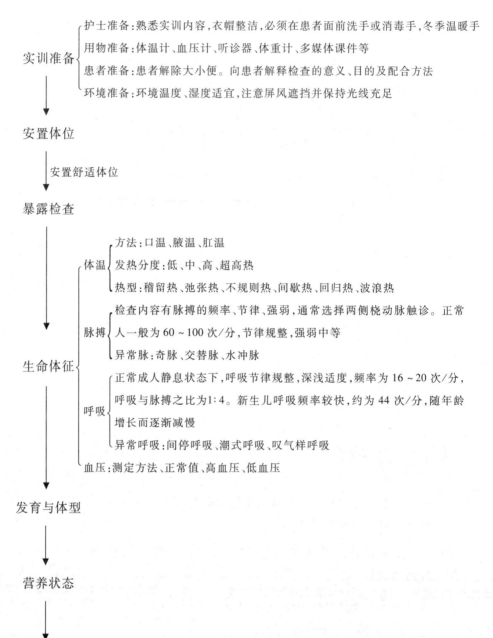

实训准备
- 护士准备:熟悉实训内容,衣帽整洁,必须在患者面前洗手或消毒手,冬季温暖手
- 用物准备:体温计、血压计、听诊器、体重计、多媒体课件等
- 患者准备:患者解除大小便。向患者解释检查的意义、目的及配合方法
- 环境准备:环境温度、湿度适宜,注意屏风遮挡并保持光线充足

↓

安置体位

安置舒适体位

↓

暴露检查

生命体征
- 体温
  - 方法:口温、腋温、肛温
  - 发热分度:低、中、高、超高热
  - 热型:稽留热、弛张热、不规则热、间歇热、回归热、波浪热
- 脉搏
  - 检查内容有脉搏的频率、节律、强弱,通常选择两侧桡动脉触诊。正常人一般为 60～100 次/分,节律规整,强弱中等
  - 异常脉:奇脉、交替脉、水冲脉
- 呼吸
  - 正常成人静息状态下,呼吸节律规整,深浅适度,频率为 16～20 次/分,呼吸与脉搏之比为1:4。新生儿呼吸频率较快,约为 44 次/分,随年龄增长而逐渐减慢
  - 异常呼吸:间停呼吸、潮式呼吸、叹气样呼吸
- 血压:测定方法、正常值、高血压、低血压

↓

发育与体型

↓

营养状态

↓

体位、面容
- 自动体位、被动体位、强迫体位(强迫侧卧位、强迫坐位、辗转体位、角弓反张等)
- 健康面容、急性病容、慢性病容、贫血面容、甲亢面容、二尖瓣面容、伤寒面容、满月面容等

意识、表情、步态

　　意识:清晰、嗜睡、模糊、谵妄、昏睡、昏迷

　　表情:安静、烦躁、愉快、痛苦、淡漠、激动、惊愕

　　步态:自然步态、蹒跚步态、慌张步态、醉酒步态等

学生训练

实训评价

书写实训报告

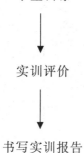 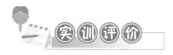

一般状态评估考核标准

项目		评价标准	量分	得分
实训准备	护士准备	衣帽整洁,修剪指甲,温暖双手及听诊器头	5	
	用物准备	体温计、血压计、听诊器、体重计、软尺、手电筒、棉签、笔、纸、听诊模型人、多媒体课件	5	
	环境准备	安静、温暖,光线适宜;关闭门窗,必要时放置屏风	5	
操作步骤	核对患者	床号、姓名	10	
	安置体位	舒适体位	10	
	暴露检查部位	依次为头、胸、腹、脊柱、四肢	10	
	体温	方法:口温、腋温、肛温 发热分度:低、中、高、超高热 热型:稽留热、弛张热、不规则热、间歇热、回归热、波浪热	5	
	脉搏	检查内容有脉搏的频率、节律、强弱,通常选择两侧桡动脉触诊。正常人一般为 60～100 次/分,节律规整,强弱中等 异常脉:奇脉、交替脉、水冲脉	5	
	呼吸	正常成人静息状态下,呼吸节律规整,深浅适度,频率为 16～20 次/分,呼吸与脉搏之比为1:4。新生儿呼吸频率较快,约为 44 次/分,随年龄增长而逐渐减慢 异常呼吸:间停呼吸、潮式呼吸、叹气样呼吸	5	

续表

项目		评价标准	量分	得分
操作步骤	血压	测定方法、正常值、高血压、低血压	5	
	发育、营养及体型	营养状态判断 发育判断 体型判断	5	
	体位、面容	体位:自动体位、被动体位、强迫体位(强迫侧卧位、强迫坐位、辗转体位、角弓反张等) 面容:健康面容、急性病容、慢性病容、贫血面容、甲亢面容、二尖瓣面容、伤寒面容、满月面容等	5	
	意识、表情、步态	意识:清晰、嗜睡、模糊、谵妄、昏睡、昏迷 表情:安静、烦躁、愉快、痛苦、淡漠、激动、惊愕 步态:自然步态、蹒跚步态、慌张步态、醉酒步态等	5	
质量标准		动作轻巧,用物准备齐全,摆放有序,严格按操作规程进行,手法正确,操作熟练,20分钟内完成	10	
提问		口述正确	5	
		叙述流畅	5	
总分			100	

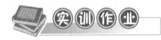

书写实训报告。

实训三 一般状态评估实训报告

姓名		实训日期		学号	
班级		带教老师		评分	

【实训目的】

【实训准备】

【操作步骤】

【注意事项】

【思考与练习】

1. 正常人的脉率是(　　)

　　A. 20 ~ 30 次/分　　　　　B. 50 ~ 100 次/分　　　　　C. 60 ~ 100 次/分

　　D. 80 ~ 120 次/分　　　　　E. 100 ~ 120 次/分

2. 起步时必须抬高下肢才能行走,属于何种步态(　　)

　　A. 醉酒步态　　　　　　B. 蹒跚步态　　　　　　C. 剪刀步态

　　D. 慌张步态　　　　　　E. 跨阈步态

3. 甲亢面容的正确描述是(　　)

　　A. 面色晦暗,双颊暗红,口唇发绀　　　　　B. 面色潮红,表情痛苦

　　C. 面容憔悴,面色晦暗,双目无神　　　　　D. 表情惊愕,眼球凸出

　　E. 面如满月,皮肤发红

4. 患者不能自己调整或改变肢体的位置称为(　　)

　　A. 自主体位　　　　　　B. 被动体位　　　　　　C. 强迫仰卧位

　　D. 强迫停立位　　　　　E. 强迫坐位

5. 与判断发育是否正常无关的是(　　)

　　A. 身高　　　　　　　　B. 体重　　　　　　　　C. 第二性征

　　D. 智力　　　　　　　　E. 营养

6. 以下不属于营养状态良好的是(　　)

　　A. 皮下脂肪丰满　　　　B. 皮肤有光泽　　　　　C. 肌肉结实

　　D. 毛发、指甲润泽　　　E. 体重超标

教师签名:

批阅时间:

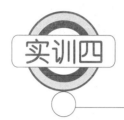

实训四 皮肤、黏膜、淋巴结、头颈部评估

一、皮肤、黏膜及浅表淋巴结评估

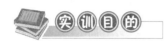

（1）掌握皮肤、黏膜及淋巴结的评估方法。

（2）准确地判断评估结果。

（3）能够说出异常体征的临床意义。

（4）在评估中养成认真、细致的工作作风。

（5）培养学生爱岗敬业的观念。

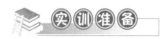

1．护士准备

熟悉实训内容，衣帽整洁，必须在患者面前洗手或消毒手，冬季温暖手和听诊器。

2．用物准备

棉签、直尺、记录纸、笔、多媒体课件等。

3．患者准备

患者解除大、小便。向患者解释检查的意义、目的及配合方法。

4．环境准备

环境温度、湿度适宜，注意屏风遮挡并保持光线充足。

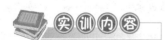

1．皮肤、黏膜评估

（1）颜色：视诊观察。

（2）湿度：视诊结合触诊。

（3）弹性：触诊。用示指和拇指将手背或上臂内侧皮肤捏起，片刻后松手，皮肤皱褶迅速恢复原状为弹性正常，皮肤皱褶平复缓慢为弹性减弱。

（4）皮疹：视诊结合触诊，必要时棉签搔刮。注意皮疹出现与消失的时间、发展顺序、分布、形状、大小、平坦或隆起、颜色、压之是否褪色、有无痛痒及脱屑等。

（5）皮下出血：视诊。首先判断有无。若有，用直尺测量。皮下出血直径小于 2mm 称为瘀点；直径在 3～5mm 为紫癜；直径 5mm 以上为瘀斑；片状出血伴皮肤隆起者为血肿。皮下出血压之不褪色，有别于充血性皮疹和小红痣。

（6）蜘蛛痣与肝掌：视诊。蜘蛛痣多见于上腔静脉分布的区域，如面、颈、手背、上臂、前胸及肩部等处。评估时用棉签钝头压迫痣中心，其辐射状小血管网即消失，去除压力后又出现。肝掌是手掌大、小鱼际处发红，加压后褪色。

（7）水肿：视诊结合触诊。注意水肿部位和范围，按压有无凹陷及程度，以及平复快慢。

（8）皮下结节：触诊辅以视诊。注意其部位、大小、硬度、压痛及移动度。

2. 浅表淋巴结评估

（1）评估顺序：耳前、耳后、乳突区、枕后、颌下、颏下、颈前三角、颈后三角、锁骨上窝、腋窝、滑车上、腹股沟、腘窝等。

（2）评估方法：视诊结合触诊。触诊是检查的主要方法。检查时患者取合适体位，受检部位皮肤肌肉充分放松，护士四指并拢紧贴检查部位自上而下、由浅入深进行滑动触摸。发现淋巴结肿大时，应注意其部位、大小、数目、硬度、压痛、活动度、有无粘连，以及局部皮肤有无红肿、瘢痕、瘘管等。

（3）检查颈部淋巴结时，可站在患者背后，让其头稍低或偏向检查侧，以使皮肤或肌肉松弛，有利于触诊。检查锁骨上窝淋巴结时，让患者取坐位或卧位，头稍向前屈，用双手进行触诊，左手触诊右侧，右手触诊左侧，由浅部逐渐触摸至锁骨后深部（图 4-1）。检查腋窝淋巴结时，以手扶住患者前臂并稍外展，以右手触摸左侧，以左手触摸右侧，触诊时由浅及深直至腋窝顶部（图 4-2）。检查滑车上淋巴结时，以左（右）手托住患者的左（右）前臂，用右（左）手在滑车上由浅及深地进行触摸（图 4-3）。

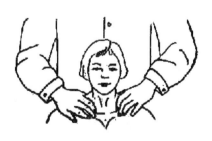

图 4-1　颈部淋巴结触诊

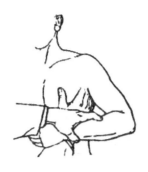
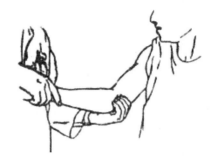

图 4 - 2　腋窝淋巴结触诊　　　　图 4 - 3　滑车上淋巴结触诊

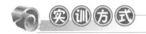

（1）观看皮肤、黏膜及浅表淋巴结评估的多媒体视频。

（2）教师示教皮肤、黏膜及浅表淋巴结评估内容。

（3）学生分组练习,互相评估。

（4）教师巡回指导。

（5）教师抽查、矫正、点评、强化。

（6）教师进行总结与反馈。

（7）记录评估结果,完成实训报告。

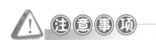

（1）皮肤的评估主要用视诊方法,必要时可配合触诊。

（2）应在自然光线下进行。

（3）为避免遗漏,浅表淋巴结的评估应按顺序进行。

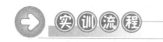

实训准备
护士准备:熟悉实训内容,衣帽整洁,必须在患者面前洗手或消毒手,冬季温暖手和听诊器
用物准备:棉签、直尺、记录纸、笔、多媒体课件等
患者准备:患者解除大、小便。向患者解释检查的意义、目的及配合方法
环境准备:环境温度、湿度适宜,注意屏风遮挡并保持光线充足

安置体位

安置舒适体位

暴露检查

皮肤、黏膜

颜色、湿度、弹性、皮疹、皮下出血、蜘蛛痣与肝掌、水肿及皮下结节

浅表淋巴结

检查顺序
评估方法
颈部淋巴结检查

学生训练

实训评价

书写实训报告

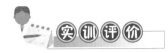

皮肤、黏膜及浅表淋巴结评估考核标准

项目		评价标准	量分	得分
实训准备	护士准备	衣帽整洁,修剪指甲,温暖双手	5	
	用物准备	棉签、直尺、记录纸、笔、多媒体课件	5	
	环境准备	安静、温暖,光线适宜;关闭门窗,必要时放置屏风	5	
操作步骤	核对患者	床号、姓名	10	
	安置体位	舒适体位	10	
	暴露检查部位	依次为头、胸、腹、脊柱、四肢	10	
	皮肤	方法:视诊及触诊 内容:颜色、湿度、水肿、皮疹、弹性、皮下出血、皮下结节、蜘蛛痣、肝掌	20	
	淋巴结	检查顺序 评估方法 颈部淋巴结检查	15	
质量标准	动作轻巧,用物准备齐全,摆放有序,严格按操作规程进行,手法正确,操作熟练,20分钟内完成		10	
提问	口述正确		5	
	叙述流畅		5	
总分			100	

二、头颈部评估

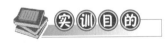

(1)掌握头面部和颈部评估的基本方法。

(2)熟悉头面部和颈部评估异常表现的特点及临床意义。

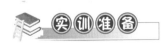

1. 护士准备

熟悉实训内容,衣帽整洁,必须在患者面前洗手或消毒手,冬季温暖手和听诊器。

2. 用物准备

压舌板、软尺、手电筒、棉签、记录纸、笔、多媒体课件等。

3. 患者准备

患者解除大、小便。向患者解释检查的意义、目的及配合方法。

4. 环境准备

环境温度、湿度适宜,注意屏风遮挡并保持光线充足。

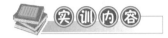

1. 头颅

(1)头发:视诊。观察头发颜色、数量、分布、质地,以及有无脱发。

(2)头皮:视诊。观察有无头癣、头皮屑、外伤、炎症、瘢痕等。

(3)头颅:头颅的检查应注意其大小、外形及运动情况。头颅的大小以头围来衡量,测量时以软尺自眉间向后绕枕骨粗隆1周。正常人头颅大小适中,各部分比例适当。头围随身体发育而变化,出生时约为34cm,成人时期约为53cm或以上。婴幼儿要检查囟门情况。

2. 眼

评估时从外向内按一定顺序进行。

(1)眉毛:视诊。

(2)眼睑:视诊结合触诊。

(3)结膜:按解剖部位可分为三部分,即睑结膜、球结膜和穹窿结膜。观察睑结膜和穹窿结膜时,必须将眼睑翻转。单手上睑翻转法:用示指和拇指捏住上睑中部的边缘,嘱患者双目下视,轻轻向前下方牵拉,同时以示指向下压迫睑板上缘,与拇指配合将睑缘向上捻转即可(图4-4)。

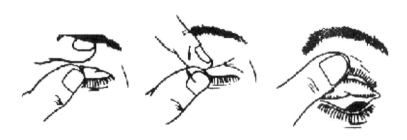

图4-4　单手上睑翻转法

(4)巩膜:视诊。正常巩膜不透明,又因血管极少,故呈瓷白色。

(5)角膜:视诊。正常角膜透明,无血管。评估时应注意其透明度以及有无云翳、白斑、溃疡、软化、新生血管等。

（6）瞳孔：检查时应注意其形状、大小、两侧是否等大等圆。正常瞳孔为圆形，双侧等大等圆，直径为 3 ~ 4mm。

1）对光反射：分直接对光反射和间接对光反射。评估时，嘱患者注视正前方，以手隔开另一眼，用手电筒光照射其一侧瞳孔，被照的瞳孔立即收缩，移除光照后迅速复原，称直接对光反射灵敏；未被照的瞳孔也同时收缩，移除光照后迅速复原，称间接对光反射灵敏。

2）集合反射：嘱患者注视 1m 以外的目标（通常是护士的示指尖），然后将目标迅速移近眼球（距眼球 5 ~ 10cm），正常人此时可见双眼球向内聚合（辐辏反射），瞳孔立即缩小（调节反射），称为集合反射。

（7）眼球：检查时注意眼球的外形和运动。

1）视诊：观察眼球外形，有无突出与下陷。

2）眼球运动：护士将目标物（手指或棉签）置于患者眼前 30 ~ 40cm 处，嘱患者固定头部，眼球随目标方向移动，一般先查左眼，后查右眼，按水平向外—外上—外下及水平向内—内上—内下六个方向顺序进行。

3）眼球震颤：检查时嘱患者眼球随检查者手指所示方向（水平或垂直）运动数次，观察是否出现震颤。

3. 鼻

（1）外形：注意皮肤颜色和鼻外形的改变。

（2）鼻腔：应注意鼻腔是否通畅，鼻前庭有无分泌物、出血，黏膜有无病变等。

（3）鼻窦：为鼻腔周围含气的骨质空腔，共四对，皆有窦口与鼻腔相通，当引流不畅时易发生炎症。检查顺序为额窦、筛窦、上颌窦。各鼻窦区压痛的评估方法如下。

1）额窦：以双手固定头部，双手拇指置于眉骨内下缘向后、向上按压。

2）筛窦：双手固定患者两侧耳后，双侧拇指分别置于鼻根部与眼内眦之间向后方按压。

3）上颌窦：护士双手四指固定于患者两侧耳后，将拇指分别置于左右鼻侧颧骨下缘向后、向上按压。

4）蝶窦：因解剖位置较深，不能在体表进行检查。

4. 耳

（1）观察耳郭外形、分泌物、乳突。

（2）听力：可先用粗略的方法了解患者的听力，必要时通过精确测试方法确定耳聋的原因。

1）粗测法：在静室内，患者闭目坐于椅上，用手指堵塞非受检耳，护士立于背后持机械表或以捻指声自 1m 以外逐渐移近耳部，直到患者听到声音为止，然后测量距离。同样方法查另一耳。正常者一般在 1m 处可闻及机械表声或捻指声。

2）精确法：使用规定频率的音叉或电测听器设备进行测试，对明确诊断更有价值。

5. 口腔

评估时从外向内进行,依次检查口唇、口腔黏膜、牙与齿龈、舌、咽及扁桃体、口腔气味、腮腺等。

扁桃体检查方法:嘱患者取坐位,头略后仰,张口并发"啊"音,护士将压舌板放在其舌的前2/3与后1/3交界处,可看到软腭、腭垂、软腭弓、扁桃体、咽后壁等,注意观察有无充血、水肿、分泌物、咽后壁滤泡增殖、溃疡等。

6. 颈部

(1)颈部外形与活动:正常人颈部两侧对称、柔软,活动自如。

(2)颈部血管:注意观察有无颈静脉怒张、颈动脉搏动和颈静脉搏动。

(3)甲状腺:具体如下。

1)视诊:观察甲状腺的大小和对称性。

2)触诊(图4-5):护士站于患者背后,两手拇指置于颈后,其余四指置于甲状软骨下气管两旁,检查右叶时左手示指和中指将甲状腺轻推至右侧,右手示指、中指和环指触摸甲状腺并同时嘱其做吞咽动作。用同样方法检查左叶。护士也可站于患者前面,左手拇指置于甲状软骨下气管右侧并向左轻推右叶,左手三指触摸甲状腺,然后换手检查左叶。若触及甲状腺,应注意其大小、质地、表面是否光滑、有无震颤及压痛等。

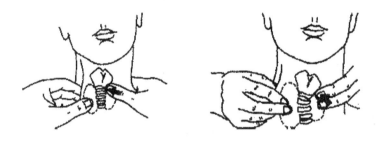

图4-5　甲状腺触诊

3)听诊:用钟型听诊器放在甲状腺上听诊。甲状腺功能亢进症时,可听到连续的"嗡嗡"样血管杂音。

(4)气管:正常人气管位于颈前正中。检查时患者取坐位或仰卧位,颈部处于自然直立状态,护士以示指及环指分别置于两侧胸锁关节上,中指置于气管正中处,观察中指与示指和环指之间的距离。两侧距离相等,表示气管居中;两侧距离不等,表示气管移位(移向距离小的一侧)。

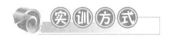

(1)观看头部、颈部评估的多媒体视频。

（2）教师示教头颈部评估内容。

（3）学生 2 人一组进行互相评估，其间教师根据学生操作情况做指导。

（4）结束前教师进行总结，将操作中存在的问题加以纠正。

（5）记录一般检查评估结果，完成实训报告。

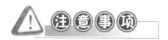

（1）光线要适宜。

（2）态度要端正。

（3）准确评估相关内容。

（4）翻转上眼睑时，力度要适中，动作要轻柔。

（5）检查咽部及扁桃体时，压舌板放置位置要正确。

（6）评估气管位置时，姿势要端正。

→ 实训流程

实训准备
- 护士准备:熟悉实训内容,衣帽整洁,必须在患者面前洗手或消毒手,冬季温暖手
- 用物准备:压舌板、软尺、手电筒、棉签、记录纸、笔、多媒体课件
- 患者准备:患者解除大、小便。向患者解释检查的意义、目的及配合方法
- 环境准备:环境温度、湿度适宜,注意屏风遮挡并保持光线充足

↓

安置体位

安置舒适体位

↓

暴露检查

头部
- 头颅:头发、头皮、头颅
- 眼:眉毛、眼睑、结膜、巩膜、角膜、瞳孔、眼球
- 鼻:外形、鼻腔、鼻窦
- 耳:耳郭、分泌物、乳突、听力
- 口腔:口唇、口腔黏膜、牙与齿龈、舌、咽及扁桃体、口腔气味、腮腺

↓

颈部

颈部外形与活动

颈部血管

甲状腺

↓气管

学生训练

↓

实训评价

↓

书写实训报告

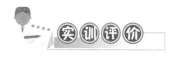

实训评价

头颈部评估考核标准

项目		评价标准	量分	得分
实训准备	护士准备	衣帽整洁,修剪指甲,温暖双手	5	
	用物准备	压舌板、软尺、手电筒、棉签、记录纸、笔、多媒体课件	5	
	环境准备	安静、温暖,光线适宜;关闭门窗,必要时放置屏风	5	
操作步骤	核对患者	床号、姓名	5	
	安置体位	舒适体位	5	
	暴露检查部位	依次为头发、眼、鼻、耳、口、颈	5	
	头部	头发、头皮、头颅	10	
	眼	眉毛、眼睑、结膜、巩膜、角膜、瞳孔、眼球	10	
	鼻、耳	外形、鼻腔、鼻窦;耳郭、分泌物、乳突、听力	10	
	口	口唇、口腔黏膜、牙与齿龈、舌、咽及扁桃体、口腔气味、腮腺	10	
	颈部	颈部外形与活动、颈部血管、甲状腺、气管	10	
质量标准	动作轻巧,用物准备齐全,摆放有序,严格按操作规程进行,手法正确,操作熟练,20分钟内完成		10	
提问	口述正确		5	
	叙述流畅		5	
总分			100	

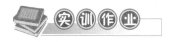

实训作业

书写实训报告。

实训四　皮肤、黏膜、淋巴结、头颈部评估实训报告

姓名		实训日期		学号	
班级		带教老师		评分	

【实训目的】

【实训准备】

【操作步骤】

【注意事项】

【思考与练习】

1. 脑积水常常出现(　　)

　　A. 方颅　　　　　B. 尖颅　　　　　C. 巨颅　　　　　D. 塔颅　　　　　E. 长颅

2. 正常瞳孔的直径为(　　)

　　A. 2～3mm　　　B. 3～4mm　　　C. 4～5mm　　　D. 5～6mm　　　E. 6～8mm

3. 气管移向患侧见于(　　)

　　A. 气胸　　　　　B. 胸腔积液　　　C. 单侧甲状腺肿大

　　D. 肺不张　　　　E. 纵隔肿瘤

4. 黄疸早期出现的部位是(　　)

　　A. 结膜　　　　　B. 耳郭　　　　　C. 软腭黏膜　　　D. 鼻尖　　　　　E. 口唇

5. 评估皮肤弹性的常用部位是(　　)

　　A. 颈部　　　　　B. 手背　　　　　C. 腹壁　　　　　D. 前臂背侧　　　E. 胫前

6. 局部皮肤发红,隆起皮面的皮疹为(　　)

　　A. 斑疹　　　　　B. 玫瑰疹　　　　C. 丘疹　　　　　D. 斑丘疹　　　　E. 荨麻疹

7. 皮下出血直径 3～5mm 为(　　)

　　A. 瘀点　　　　　B. 紫癜　　　　　C. 瘀斑　　　　　D. 血肿　　　　　E. 出血点

8. 蜘蛛痣不常出现的部位是(　　)

　　A. 面部　　　　　B. 颈部　　　　　C. 手背　　　　　D. 前胸　　　　　E. 腹部

9. 触诊肿大的浅表淋巴结应注意的内容不包括(　　)

　　A. 部位　　　　　B. 大小　　　　　C. 数目　　　　　D. 硬度　　　　　E. 病因

教师签名:

批阅时间:

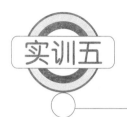

实训五　胸廓、肺和胸膜评估

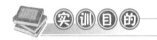

（1）熟悉胸部的体表标志。

（2）掌握肺和胸膜的评估方法。

（3）准确地判断评估结果。

（4）能够说出异常体征的临床意义。

（5）在评估中养成认真、细致的工作作风。

（6）培养学生爱岗敬业的观念。

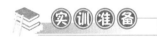

1. 护士准备

熟悉实训内容,衣帽整洁,必须在患者面前洗手或消毒手,冬季温暖手和听诊器。

2. 用物准备

听诊器、直尺、记录纸、笔、心肺模拟听诊仪、多媒体课件等。

3. 患者准备

患者解除大、小便。向患者解释检查的意义、目的及配合方法。

4. 环境准备

环境温度、湿度适宜,注意屏风遮挡并保持光线充足。

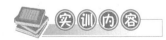

1. 评估顺序

先上后下,先前胸后侧胸及背部。注意左右相应部位的对比。一般按视、触、叩、听的顺序进行。

2. 视诊

(1)胸廓:胸廓近似圆锥形,前后略扁。

1)正常胸廓:两侧对称,肋间隙等宽,前后径小于左右径。呼吸运动有胸式呼吸和腹式呼吸两种类型。正常男性和儿童以膈肌运动为主,形成腹式呼吸;女性以肋间肌运动为主,形成胸式呼吸。

2)检查内容:有无胸壁静脉曲张,局部有无隆起和塌陷,两侧是否对称,胸壁皮肤有无蜘蛛痣、出血点等。

(2)呼吸频率:正常成人静息状态下,频率为 16～20 次/分。

1)呼吸过速:指呼吸频率超过 24 次/分。

2)呼吸过缓:指呼吸频率低于 12 次/分。

(3)呼吸深度:又称呼吸动度,是呼吸的强弱程度,指一次呼吸的气体交换程度。例如,深呼吸就是指最大限度的一次性气体交换。

(4)呼吸节律:正常成人静息状态下呼吸均匀整齐。

3. 触诊

(1)胸廓扩张:一般在胸廓前下部呼吸运动最大的部位检查。

评估方法:①前胸廓扩张度评估时,患者取坐位或仰卧位,护士两手紧贴患者两侧前下胸部,两手拇指分别沿两侧肋缘指向剑突,拇指尖在前正中线两侧对称部位,余四指伸展置于两侧胸壁(图 5－1)。②后胸廓扩张度评估时,患者取坐位,护士将两手掌面平贴于肩胛下区对称部位(约第 10 肋骨水平),两手拇指与后正中线平行,并将两侧皮肤向后正中线轻推。嘱患者做深呼吸运动,观察比较两手的活动度是否一致。

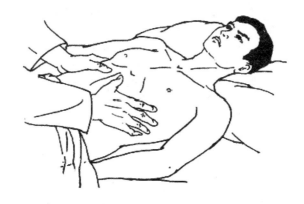

图 5－1 前胸廓扩张度触诊

(2)语音震颤:护士将左右手掌或尺侧缘轻放在胸壁的对称部位,嘱患者用同等的强度重复发“依”长音,自上而下,从内到外,从前胸到后背,双手交叉,左右对比两侧相应部位语音震颤的异同,注意有无增强或减弱(图 5－2)。

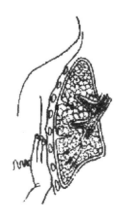

图 5 - 2　语音震颤

（3）胸膜摩擦感:胸膜有炎症(纤维素性胸膜炎)时,两层胸膜因有纤维蛋白沉着而变得粗糙,由于呼吸时壁层和脏层胸膜相互摩擦而产生震动。

评估方法:护士将双手掌轻贴于胸壁两侧,嘱患者做深呼吸,此时若触到粗糙摩擦感(如皮革相互摩擦的感觉),即为胸膜摩擦感。胸膜的任何部位均可出现胸膜摩擦感,但以前胸下前侧部或腋中线第 5~7 肋间最易触及,通常于呼、吸两相均可触及,以吸气末与呼气初比较明显。若屏住呼吸,则此感觉消失。

4．叩诊

（1）叩诊方法:胸部叩诊有间接叩诊法和直接叩诊法两种,以前者常用。

1）间接叩诊法:患者取坐位或卧位,放松肌肉,两臂垂放,呼吸均匀。评估前胸时,胸部稍向前挺,由胸骨上窝开始;检查侧胸时,双臂抱头,自腋窝开始;评估背部时,上身略前倾,头稍低,双手交叉抱肘,自肺尖开始。护士以左手中指第 2 指节作为叩诊板指,右手中指指端以垂直方向叩击左手中指第 2 指骨的前端,每次叩击 2~3 下,叩击力量要均匀,轻重应适宜,自上而下,逐一肋间,先前胸,再侧胸及背部;叩诊前胸时,左手中指(板指)平置于肋间隙,与肋骨平行;叩诊肩胛间区时,板指与脊柱平行。注意左右、上下、内外对比叩诊音的变化(图 5-3)。

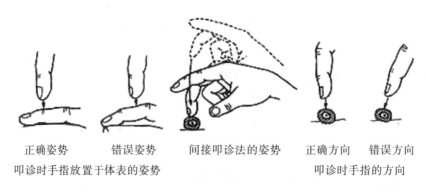

正确姿势　　错误姿势　　间接叩诊法的姿势　　正确方向　　错误方向
叩诊时手指放置于体表的姿势　　　　　　　　叩诊时手指的方向

图 5 - 3　间接叩诊法

2）直接叩诊法:护士用中指掌侧或将手指并拢,以手指掌面直接叩击胸壁,借指下的震动感和拍击的反响来判断病变的情况。

（2）肺部叩诊音：正常肺部叩诊音为清音，其音响强弱和音调高低与肺泡含气量、胸壁厚薄以及邻近器官的影响有关。前胸上部比下部稍浊；右上肺叩诊较左上肺稍浊；左腋前线下方因靠近胃泡，叩诊呈鼓音；右腋下部因受肝脏影响，叩诊稍浊；背部较前胸部稍浊。

（3）肺上界：即肺尖的上界，其内侧为颈肌，外侧为肩胛带。评估时自斜方肌前缘中央部开始，叩诊为清音，逐渐叩向外侧，当清音变为浊音时即为肺上界的外侧终点。然后由中央部逐渐叩向内侧，当清音变为浊音时即为肺上界的内侧终点。清音带的宽度即为肺尖的宽度，正常为 5cm。

（4）肺前界：正常右肺前界在胸骨右缘位置；左肺前界在胸骨旁线第 4～6 肋间隙处，相当于心绝对浊音界。

（5）肺下界：通常在两侧锁骨中线、腋中线和肩胛线上叩诊。嘱患者平静呼吸，从肺野的清音区（一般前胸在第 2 或第 3 肋间隙，后胸在肩胛线第 8 肋间隙）开始叩诊，向下叩至浊音或实音时为肺下界。正常平静呼吸时，肺下界位于锁骨中线第 6 肋间隙、腋中线第 8 肋间隙、肩胛线第 10 肋间隙。正常肺下界的位置可因体型、发育情况不同而有差异。例如，矮胖者可上移 1 个肋间隙，瘦长者可下移 1 个肋间隙。

（6）肺下界的移动范围：相当于呼吸时膈肌的移动范围。首先于平静呼吸时在肩胛线上叩出肺下界，做一标记，嘱患者深吸气后屏住呼吸的同时沿该线继续向下叩诊，当由清音变为浊音时即为肩胛线上肺下界的最低点，做一标记。当患者恢复平静呼吸后，同样先于肩胛线上叩出平静呼吸时的肺下界，再嘱做深呼气并屏住呼吸，然后再由下向上叩诊，至浊音变为清音时即为肩胛线上肺下界的最高点，做一标记。最高与最低两点间的距离即肺下界的移动范围，正常为 6～8cm。

5. 听诊

患者取坐位或卧位，微张口做均匀呼吸，必要时深呼吸或咳嗽。由肺尖开始自上而下，由前胸到侧胸再到背部，注意左右对比、上下对比。听诊前胸应沿锁骨中线和腋前线，听诊侧胸应沿腋中线和腋后线，听诊后胸应沿肩胛线，自上而下，逐一肋间进行。

（1）正常呼吸音：包括支气管呼吸音、支气管肺泡呼吸音、肺泡呼吸音（图 5-4，表 5-1）。

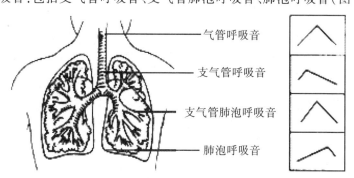

气管呼吸音

支气管呼吸音

支气管肺泡呼吸音

肺泡呼吸音

图 5-4　正常呼吸音的分布

表 5 - 1 三种正常呼吸音的区别

	支气管呼吸音	支气管肺泡呼吸音	肺泡呼吸音
产生机制	空气经声门、气管、主支气管时形成湍流产生的声音	兼有支气管呼吸音和肺泡呼吸音的形成机制	空气在细支气管及肺泡内进出使肺泡壁震动产生的声音
正常听诊区域	喉部,胸骨上窝,背部第6、7颈椎及第1、2胸椎附近	胸骨角附近,肩胛间区第3、4胸椎水平	除支气管呼吸音与支气管肺泡呼吸音听诊区域外的大部分肺野
听诊特点	似舌尖顶上腭的"哈"音,粗糙,音调高,呼气时相较长	介于两者之间	似上齿咬下唇的"呋"音,较柔和,音调低,吸气时相较长

(2)啰音:是呼吸音以外的附加音,正常情况下不存在。

1)干啰音:①音调较高,持续时间较长,吸气与呼气均可听到,但以呼气时明显;②强度、性质和部位容易改变。

2)湿啰音:①吸气时和吸气末较明显;②断续而短暂,一次常连续多个出现;③部位较固定,性质不易变化;④中、小水泡音可同时存在;⑤咳嗽后可减轻或消失。

(3)胸膜摩擦音:当胸膜发生炎症时,由于纤维蛋白渗出,表面粗糙,随呼吸出现胸膜摩擦音。吸气和呼气均可听到,一般以吸气末或呼气初最为明显,屏气即消失,深呼吸或听诊器加压声音增强,最常听到的部位是前下侧胸壁。当胸水增多使两层胸膜分开时,摩擦音可消失。

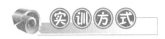

(1)观看肺和胸膜评估的多媒体教学视听资料。

(2)熟悉胸部的体表标志(图5-5)。

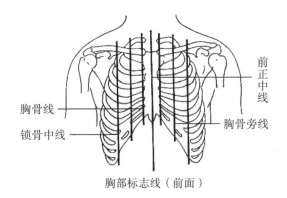
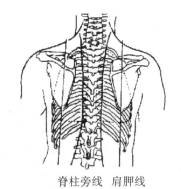

胸部标志线（前面）　　　　脊柱旁线　肩胛线

图 5 - 5 胸部标志线

(3)教师示教肺和胸膜评估内容。

(4)学生分组练习,借助心肺模拟听诊仪听诊正常呼吸音、异常呼吸音、干啰音、湿啰音、胸膜摩擦音,互相评估。

(5)教师巡回指导并抽查、矫正、点评、强化。

(6)教师进行总结与反馈。

(7)记录评估结果,完成实训报告。

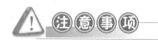 **注意事项**

(1)评估时,患者应充分暴露胸部,室内应温度适宜,以避免寒冷诱发肌肉颤动而干扰听诊,同时应该有良好的自然光线。

(2)要严肃认真,尊重、爱护患者。

(3)保持环境安静。

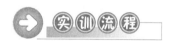 **实训流程**

实训准备
- 护士准备:熟悉实训内容,衣帽整洁,必须在患者面前洗手或消毒手,冬季温暖手
- 用物准备:听诊器、直尺、记录纸、笔、心肺模拟听诊仪、多媒体课件等
- 患者准备:患者解除大、小便。向患者解释检查的意义、目的及配合方法
- 环境准备:环境温度、湿度适宜,注意屏风遮挡并保持光线充足

↓

核对患者,安置体位
- 核对姓名、床号
- 安置舒适体位

↓

暴露胸部

↓

视诊
- 胸廓:形态、呼吸运动形式、肋间隙、有无静脉曲张、有无蜘蛛痣
- 呼吸频率
- 呼吸动度
- 呼吸节律

↓

触诊
- 胸腔扩张
- 语音震颤
- 胸膜摩擦感

↓

叩诊

叩诊音:正常是清音;异常为过清音、浊音、实音

肺上界

肺前界

肺下界

听诊

正常呼吸音

啰音

胸膜摩擦音

学生训练

实训评价

书写实训报告

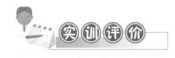

胸廓、肺和胸膜评估考核标准

项目		评价标准	量分	得分
实训准备	护士准备	衣帽整洁,修剪指甲,温暖双手	5	
	用物准备	听诊器、直尺、记录纸、笔、心肺模拟听诊仪、多媒体课件等	5	
	环境准备	安静、温暖,光线适宜;关闭门窗,必要时放置屏风	5	
操作步骤	核对患者	床号、姓名	5	
	安置体位	舒适体位	5	
	暴露检查部位	胸部	5	
	视诊	1. 判定呼吸类型,两侧是否对称 2. 测呼吸频率 3. 观察呼吸深度、节律	10	
	触诊	1. 嘱患者取端坐位或平卧位 2. 两手掌尺侧或手掌置于患者胸壁两侧对称部位 3. 让患者重复发长音"依"或"啊" 4. 结果判断	10	
	叩诊	1. 叩诊手法正确 2. 叩肺上界宽度 3. 叩肺下界:锁骨中线、腋中线、肩胛线 4. 叩肺下界移动范围	15	
	听诊	1. 听诊顺序及方法正确 2. 听出三种呼吸音特点、部位 3. 是否发现异常呼吸音、干啰音、湿啰音 4. 记录每分钟呼吸次数	15	
质量标准		动作轻巧、用物准备齐全、摆放有序、严格按操作规程进行、手法正确,操作熟练,20分钟内完成	10	
提问		口述正确	5	
		叙述流畅	5	
总分			100	

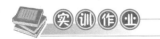

书写实训报告。

实训五 胸廓、肺和胸膜评估实训报告

姓名		实训日期		学号	
班级		带教老师		评分	

【实训目的】

【实训准备】

【操作步骤】

【注意事项】

【思考与练习】

1. 正常成人胸廓前后径与左右径之比为(　　)
　　A. 1 : 1　　　　　　　　B. 1. 5 : 1　　　　　　　　C. 1 : 1. 5
　　D. 2 : 2. 5　　　　　　　E. 2. 5 : 3

2. 语音震颤增强可见于(　　)
　　A. 气管阻塞　　　　　　　　　　　　　B. 肺泡内含气量增多
　　C. 胸腔大量积液或积气　　　　　　　　D. 胸膜高度肥厚或粘连
　　E. 肺内有与气管相通的大空洞

3. 患者表现为明显的吸气性呼吸困难,伴有"三凹征",常见于(　　)
　　A. 支气管肺炎　　　　B. 支气管哮喘　　　　C. 气管异物
　　D. 阻塞性肺气肿　　　E. 以上都不是

4. 气胸时不会出现的体征是(　　)
　　A. 患侧呼吸运动减弱　　B. 气管移向对侧　　　C. 患侧语颤增强
　　D. 病变侧变为鼓音　　　E. 患侧胸廓饱满

5. 患侧胸廓叩诊呈一致性鼓音见于(　　)
　　A. 肺结核空洞　　　　B. 肺气肿　　　　　C. 气胸
　　D. 大量胸腔积液　　　E. 胸膜肥厚

6. 正常人胸部叩诊不出现的叩诊音是(　　)
　　A. 清音　　　　　　　　B. 过清音　　　　　　　C. 鼓音
　　D. 浊音　　　　　　　　E. 实音

教师签名:

批阅时间:

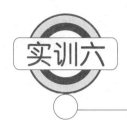

实训六 心脏及血管评估

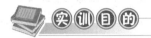

（1）掌握心脏的评估方法和内容。

（2）掌握心尖搏动的位置、范围以及心浊音界的大小。

（3）准确地判断评估结果。

（4）理解异常体征的临床意义。

（5）在评估中养成认真、细致的工作作风。

（6）培养学生爱岗敬业的观念。

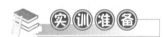

1. 护士准备

熟悉实训内容,衣帽整洁,必须在患者面前洗手或消毒手,冬季温暖手和听诊器。

2. 用物准备

听诊器、直尺、记录纸、笔、心肺模拟听诊仪、多媒体课件等。

3. 患者准备

患者解除大、小便。向患者解释检查的意义、目的及配合方法。

4. 环境准备

环境温度、湿度适宜,注意屏风遮挡并保持光线充足。

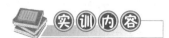

（一）心脏评估

1. 视诊

护士站在患者右侧,其视线自上向下,必要时与胸部同水平视诊。

（1）心前区外形:正常人胸部两侧平坦、对称,异常时可出现心前区隆起或饱满。

（2）心尖搏动:正常人心尖搏动位于第5肋间左锁骨中线内侧0.5~1.0cm处,搏动范围的直径为2.0~2.5cm。异常时可出现心尖搏动位置改变(上、下、左、左下)、强弱范围改变、负性心尖搏动。

2. 触诊

通常以全手掌、手掌尺侧或第2~4指指腹并拢同时触诊。

（1）心尖搏动:护士用右手全手掌置于心前区,注意心尖搏动的位置。示指和中指并拢,用指腹确定心尖搏动的准确位置、范围。注意是否弥散、有无抬举性搏动。

（2）震颤:用手掌或手掌尺侧小鱼际肌分别置于患者的胸骨上窝,主动脉瓣区,肺动脉瓣区,胸骨左缘第3、4、5肋间,心尖区等部位,触到一种犹如猫呼吸时在其气管附近触摸到的感觉即为震颤,提示心脏或大血管有器质性病变。

（3）心包摩擦感:当心包发生炎症时,由于纤维素沉着使脏、壁层心包膜均变粗糙,随着心脏的搏动而互相摩擦发生震动,可在心前区触及,即为心包摩擦感。

评估方法:用手掌或手掌尺侧小鱼际肌在心前区胸骨左缘第3、4肋间触诊。心脏收缩期和舒张期均能触及,收缩期更明显。坐位前倾或呼气末期更易触及。

3. 叩诊

心脏左、右缘被肺遮盖的部分叩诊呈相对浊音,而不被肺遮盖的部分叩诊呈绝对浊音,分别称为心脏的相对和绝对浊音界(图6-1,图6-2)。通常心脏相对浊音界反映心脏的实际大小。

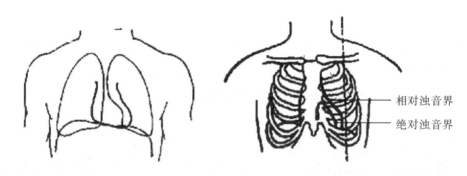

相对浊音界
绝对浊音界

6-1　心脏边界和肺脏重叠关系　　　图6-2　心脏相对浊音界和绝对浊音界

（1）叩诊方法:采用间接叩诊法,患者一般取平卧位。一般先叩左界,后叩右界。叩心左界时,从心尖搏动外2~3cm处开始,由外向内,至叩诊音由清音变为相对浊音时用笔做一标记,逐一肋间向上,直至第2肋间。叩诊心右界时,先叩出肝上界,自其上一肋间开始,由外向内,逐一肋间向上至第2肋间。对各肋间叩得的浊音界逐一做出标记,用直尺测量各标记点与前正中线的垂直距离,再测量左锁骨中线距前正中线的距离。患者坐位时,护士板指与肋间垂直,仰卧位时与肋间平行。叩诊力度不可过强或过轻,用力要均匀。

（2）正常心浊音界：正常人心左界在第2肋间起向外逐渐形成一外凸的弧形，直至第5肋间。心右界几乎与胸骨右缘一致，仅第4肋间略超过胸骨右缘。正常成人左锁骨中线至前正中线的距离为8.0~10.0cm。心界与前正中线的距离见表6-1。

表6-1　正常成人心脏相对浊音界

右界（cm）	肋间	左界（cm）
2~3	2	2~3
2~3	3	3.5~4.5
3~4	4	5~6
	5	7~9

注：左锁骨中线距前正中线8.0~10.0cm。

4. 听诊

听诊时，患者取卧位或坐位。为了更好地辨别心音或杂音，有时需患者改变体位。例如，对疑有二尖瓣狭窄者，取左侧卧位；对疑有主动脉瓣关闭不全者，取坐位且上半身前倾。

（1）心脏瓣膜听诊区：通常有五个。

1）二尖瓣听诊区：位于心尖搏动最强点，又称心尖区（图6-3）。

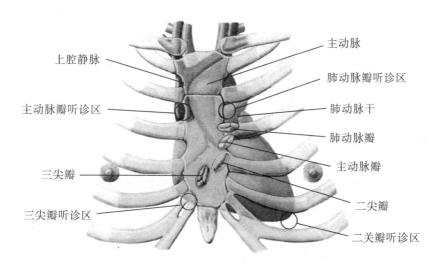

图6-3　心脏瓣膜的体表投影及听诊区

2）肺动脉瓣听诊区：在胸骨左缘第2肋间。

3）主动脉瓣听诊区：在胸骨右缘第2肋间。

4）主动脉瓣第二听诊区：在胸骨左缘第3、4肋间。

5）三尖瓣听诊区：在胸骨下端右缘，即胸骨右缘第4、5肋间。

（2）听诊顺序和内容：通常按逆时针方向听诊，即二尖瓣听诊区、肺动脉瓣听诊区、主动脉瓣听诊区、主动脉瓣第二听诊区、三尖瓣听诊区。听诊内容包括心率、心律、心音、额外心音、杂音和心包摩擦音。

（3）心率：为每分钟心搏次数。正常成人心率范围为 60～100 次/分，3 岁以下儿童多在 100 次/分以上，老年人偏慢，女性和儿童稍快。成人心率超过 100 次/分，婴幼儿心率超过 150 次/分，称心动过速。心率低于 60 次/分，称心动过缓。

（4）心律：为心脏跳动的节律。正常人心律基本规则。部分青年人的心律在吸气时可增快，呼气时可减慢，这种心律不齐称为窦性心律不齐，一般无临床意义。

（5）心音：正常心音有四个，按其出现的先后依次命名为第一心音（S_1）、第二心音（S_2）、第三心音（S_3）和第四心音（S_4）。通常只能听到 S_1 和 S_2，儿童和青少年期也可听到 S_3，S_4 一般不易听到。如听到 S_4，多数属病理性。

S_1 和 S_2 的听诊要点：①S_1 音调较 S_2 低，时限较长，在心尖区最响。S_2 时限较短，在心底部较响。②S_1 至 S_2 的距离较 S_2 至下一心搏 S_1 的距离短。

（6）额外心音：即在 S_1 和 S_2 之外额外出现的病理性附加音。

（7）心脏杂音：听诊要点如下。

1）最响部位：一般杂音在某瓣膜听诊区最响，病变就在该区相应的瓣膜。

2）时期：发生在第一心音和第二心音之间的杂音称收缩期杂音；发生在第二心音与下一次心搏的第一心音之间的杂音称舒张期杂音；连续出现在收缩期和舒张期的杂音称连续性杂音。

3）性质：杂音的性质常以吹风样、隆隆样、叹气样、机器样、喷射样、乐音样等来形容。按音调高低可分为柔和、粗糙两种。功能性杂音较柔和，器质性杂音较粗糙。

4）强度：收缩期杂音强度一般采用 Levine 六级分级法。记录杂音强度时，以杂音的级别为分子，6 为分母。例如，响度为 2 级，则记为 2/6 级杂音（表 6－2）。

表 6－2　杂音强度分级

级别	听诊特点	震颤
1	微弱，安静环境下必须仔细听诊才能听到	无
2	较易听到，不太响亮	无
3	杂音明显，较响亮	无
4	杂音响亮	有
5	很响亮的杂音，但听诊器离开胸壁即听不到	明显
6	杂音震耳，即使听诊器离开胸壁一定距离也能听到	明显

5）杂音的传导：见表 6－3。

表 6 - 3 主要心脏杂音听诊部位和传导

病变	时期	最响部位	传导
二尖瓣关闭不全	收缩期	心尖部	左腋下、左肩胛下区
主动脉瓣关闭不全	舒张期	主动脉瓣第二听诊区	胸骨下端、心尖部
主动脉瓣狭窄	收缩期	主动脉瓣区	颈部、胸骨上窝
肺动脉瓣关闭不全	舒张期	肺动脉瓣区	胸骨左缘第3肋间
二尖瓣狭窄	舒张期	心尖部	不传导
肺动脉瓣狭窄	收缩期	胸骨左缘第2肋间	不传导
室间隔缺损	收缩期	胸骨左缘第3、4肋间	不传导

6）体位、运动、呼吸对杂音的影响。

（8）心包摩擦音：临床意义同心包摩擦感，可在心前区特别是胸骨左缘第3、4肋间听到，坐位前倾或呼气末更明显，性质粗糙，音调高，呈搔抓样，与心搏一致，与呼吸无关。屏气时摩擦音仍存在。

（二）周围血管征评估

1. 水冲脉

护士握紧患者手腕掌面，示指、中指、环指指腹触于桡动脉上，遂将其前臂高举超过头部，有水冲脉者可使护士明显感知犹如水冲的脉搏。

2. 枪击音

将听诊器膜型体件置于股动脉处，可听到与心搏一致的短促如射枪的"Ta - Ta"音。

3. Duroziez 双重杂音

将听诊器置于股动脉上，稍加压力，可听到收缩期与舒张期皆出现的杂音，呈吹风样。

4. 毛细血管搏动征

用手指轻压患者指甲末端，或以玻片轻压口唇黏膜，如见受压部分的边缘有红白交替的节律性搏动现象，即为毛细血管搏动征。

临床上将水冲脉、枪击音、Duroziez双重杂音、毛细血管搏动征统称为周围血管征阳性，主要由脉压增大所致，可见于主动脉瓣重度关闭不全、甲状腺功能亢进症和严重贫血。

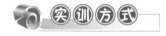

（1）观看心脏和血管评估的多媒体教学视听资料。

（2）教师示教心脏和血管评估内容。

（3）学生分组练习，借助心脏模拟听诊仪听诊心音、异常心音、额外心音、杂音、心包摩擦音，互相评估。

（4）教师巡回指导并抽查、矫正、点评、强化。

（5）教师进行总结与反馈。

（6）记录评估结果，完成实训报告。

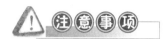 注意事项

（1）患者取仰卧位或坐位，根据需要还可取左侧卧位或前倾坐位。

（2）充分暴露胸部。

（3）环境适宜（安静，室温不低于20℃，光线充足，光线最好来源于左侧）。

（4）护士多位于患者右侧，按视、触、叩、听的顺序进行。

（5）听诊时注意力要集中，听诊器的体件应紧贴于皮肤，但不要加压。

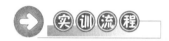 实训流程

实训准备
　　护士准备：熟悉实训内容，衣帽整洁，必须在患者面前洗手或消毒手，冬季温暖手
　　用物准备：听诊器、直尺、记录纸、笔、心肺模拟听诊仪、多媒体课件等
　　患者准备：患者解除大、小便。向患者解释检查的意义、目的及配合方法
　　环境准备：环境温度、湿度适宜，注意屏风遮挡并保持光线充足

核对患者，安置体位
　　核对姓名、床号
　　安置舒适体位

暴露胸部

视诊
　　心前区外形：正常人胸部两侧平坦、对称，异常时可出现心前区隆起或饱满
　　心尖搏动：正常人心尖搏动位于第5肋间左锁骨中线内侧0.5～1.0cm处，搏动范围的直径为2.0～2.5cm。异常时可出现心尖搏动位置改变（上、下、左、左下）强弱范围改变、负性心尖搏动

触诊
　　方法：通常以全手掌、手掌尺侧或第2～4指指腹并拢同时触诊
　　心尖搏动：注意搏动位置
　　震颤：提示心脏或大血管有器质性病变
　　心包摩擦感：随着心脏的搏动而互相摩擦发生震动

叩诊

叩诊方法

正常心浊音界:正常人心左界在第 2 肋间起向外逐渐形成一外凸的弧形,直至第 5 肋间。心右界几乎与胸骨右缘一致,仅第 4 肋间略超过胸骨右缘。正常成人左锁骨中线至前正中线的距离为 8.0~10.0cm

听诊

心脏瓣膜听诊区

听诊顺序和内容:按逆时针方向听诊,即二尖瓣听诊区、肺动脉瓣听诊区、主动脉瓣听诊区、主动脉瓣第二听诊区、三尖瓣听诊区。听诊内容包括心率、心律、心音、额外心音、杂音和心包摩擦音

心率:为每分钟心搏次数。正常成人心率范围为 60~100 次/分

心律:为心脏跳动的节律

心音

杂音

心包摩擦音

周围血管征

水冲脉、枪击音、Duroziez 双重杂音、毛细血管搏动征

学生训练

实训评价

书写实训报告

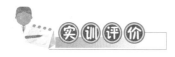 **实训评价**

心脏及血管评估考核标准

项目		评价标准	量分	得分
实训准备	护士准备	衣帽整洁,修剪指甲,温暖双手	5	
	用物准备	听诊器、直尺、记录纸、笔、心肺模拟听诊仪、多媒体课件等	5	
	环境准备	安静、温暖,光线适宜;关闭门窗,必要时放置屏风	5	
操作步骤	核对患者	床号、姓名	5	
	安置体位	舒适体位	5	
	暴露检查部位	胸部	5	
	视诊	1. 能指出心尖搏动位置在第几肋间,并说出在锁骨中线内(或外)距离 2. 有无心前区隆起	10	
	触诊	1. 心尖搏动位置 2. 是否触到震颤及心包摩擦感	10	
	叩诊	1. 分辨心脏相对浊音界与绝对浊音界 2. 叩出患者心界大小并正确记录 3. 判断有无心脏扩大	15	
	听诊	1. 确定各瓣膜听诊区位置 2. 正确计数心率 3. 能辨认第一、第二心音 4. 是否发现异常心律或听到杂音	15	
质量标准		动作轻巧,用物准备齐全,摆放有序,严格按操作规程进行,手法正确,操作熟练,20分钟内完成	10	
提问		口述正确	5	
		叙述流畅	5	
总分			100	

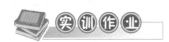 **实训作业**

书写实训报告。

实训六　心脏及血管评估实训报告

姓名		实训日期		学号	
班级		带教老师		评分	

【实训目的】

【实训准备】

【操作步骤】

【注意事项】

【各种阳性体征的临床意义】

【思考与练习】

1. 正常人端坐位时,心尖搏动位于左侧第5肋间隙锁骨中线内(　　)

    A. 0.5～1.0cm 处　　　　　　B. 0.5cm 处　　　　　　C. 1～1.5cm 处

    D. 2.0～2.5cm 处　　　　　　E. 2.0～3.0cm 处

2. 正常人心尖搏动范围的直径为(　　)

    A. 2.0～2.5cm　　　　　　　B. 1～1.5cm　　　　　　C. 1～2.0cm

    D. 2.5～3.0cm　　　　　　　E. 以上均不对

3. 右心室增大时心尖搏动(　　)

    A. 向右移动　　　　　　　　B. 向左移动　　　　　　C. 向上移动

    D. 向下移动　　　　　　　　E. 以上均不对

4. 左侧大量胸腔积液时心尖搏动(　　)

    A. 向右移动　　　　　　　　B. 向左移动　　　　　　C. 向上移动

    D. 向下移动　　　　　　　　E. 以上均不对

5. 靴形心可见于(　　)

    A. 左心室肥大　　　　　　　B. 主动脉瘤　　　　　　C. 心包积液

    D. 二尖瓣狭窄　　　　　　　E. 以上均不对

教师签名:

批阅时间:

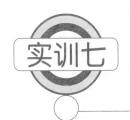

实训七　腹部评估

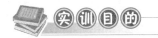

(1)掌握腹部评估的基本方法及相应的顺序。

(2)熟悉腹部体表与分区以及与内脏的对应关系。

(3)熟悉腹部视诊、触诊、叩诊、听诊的具体内容。

(4)熟悉腹部评估异常表现的特点及临床意义。

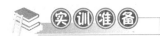

1. 护士准备

熟悉实训内容,衣帽整洁,必须在患者面前洗手或消毒手,冬季温暖手和听诊器。

2. 用物准备

软尺、听诊器、模拟人、多媒体课件等。

3. 患者准备

患者解除大、小便。向患者解释检查的意义、目的及配合方法。

4. 环境准备

环境温度、湿度适宜,注意屏风遮挡并保持光线充足。

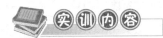

(一)腹部体表标志

(1)肋弓下缘:由8～10肋软骨构成肋弓,其下缘为体表腹部的上界,常用于腹部分区、肝脾测量和胆囊定位。

(2)脐:为腹部中心,平对第3～4腰椎间隙,为腹部四区法的标志。此处易有脐疝。

（3）髂前上棘：即髂嵴前方的突出点，为腹部九区法的标志和骨髓穿刺的部位。

（4）腹直肌外缘：常为手术切口和胆囊点的定位。

（5）腹中线（腹白线）：为前正中线的延续，是腹部四区法的垂直线。此处易有白线疝。

（6）耻骨联合：是两耻骨间的纤维软骨连接，共同构成腹部体表下界。

（二）腹部分区

（1）四区分法：见图 7-1。

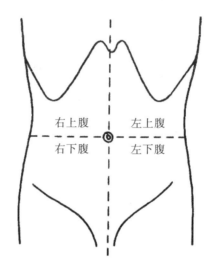

图 7-1 腹部四区分法

（2）九区分法：见图 7-2。

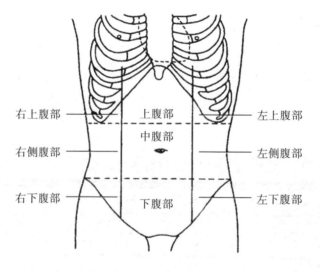

图 7-2 腹部九区分法

（三）腹部评估方法及要点

1. 视诊

患者应取仰卧位,排空膀胱,充分暴露腹部。护士立于患者右侧,自上而下视诊。有时为观察细小隆起或蠕动波,护士应将视线与腹平面同水平,从侧面呈切线方向观察。

(1)腹部外形:观察腹部外形,注意是否对称、有无隆起或凹陷。

(2)呼吸运动:腹壁随呼吸而上下起伏,即为腹式呼吸。

(3)腹壁静脉:正常人腹壁静脉一般不显露,较瘦或皮肤白皙者隐约可见。腹壁静脉明显可见或迂曲变粗者称为腹壁静脉曲张,常见于门静脉高压致循环障碍或上、下腔静脉回流受阻而有侧支循环形成者。

评估血流方向:选择一段无分支的曲张静脉,护士将一手示指和中指并拢压在该静脉上以阻断血流,然后一手指紧压静脉向外滑动,挤出该段静脉血液,至一定距离后放松该手指,另一手指仍紧压不动,观察静脉是否迅速充盈。如迅速充盈,则血流方向是从放松的一端流向紧压手指的一端。再以同法放松另一手指,即可判断出血流方向(图7-3)。

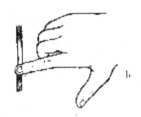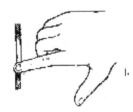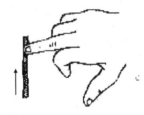

图7-3　腹壁静脉血流方向

(4)胃肠型及蠕动波:除腹壁菲薄或松弛的老年人和极度消瘦者外,正常人腹部一般看不到胃和肠的轮廓及蠕动波。

2. 触诊

触诊是腹部评估的重要方法。评估时,患者通常取仰卧位,头垫低枕,两臂自然放于身体两侧,两下肢屈起并稍分开,张口缓慢做腹式呼吸以使腹肌松弛。

(1)腹壁紧张度:正常人腹壁有一定的张力,但触之柔软,较易压陷。某些病理情况下,腹壁紧张度可增加或减弱。

(2)压痛和反跳痛:正常腹部触摸时不引起疼痛,重按时仅有一种压迫感。

1)压痛:多来自腹壁或腹腔内病变。腹壁病变较表浅,抓捏腹壁或嘱患者仰卧位屈颈抬肩时触痛更明显,有别于腹腔内病变引起者。

2)反跳痛:腹部触诊出现压痛后,护士用并拢的2~3个手指压于原处稍停片刻,使压痛感觉趋于稳定,然后将手指迅速抬起,若患者感觉疼痛骤然加剧并伴有痛苦表情或呻吟,称为反跳痛(图7-4)。

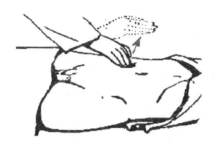

图 7-4　腹部触诊反跳痛

（3）肝脏触诊：触及肝脏时，应注意其大小、质地、表面状态及边缘、压痛等。

1）单手触诊法：较常用。护士将右手平放于患者右侧腹壁肝下缘的下方，四指并拢，掌指关节伸直，示指与中指的指端指向肋缘或示指前端的桡侧与肋缘平行，与患者的呼吸运动紧密配合进行触诊。深呼气时，腹壁松弛下陷，指端随之压向深部。深吸气时，腹壁隆起，触诊的手随腹壁抬起，上抬的速度要落后于腹壁的抬起，并以指端桡侧向前上迎触随膈肌下移的肝脏。如此反复，自下而上，逐渐触向肋缘，直到触及肝缘或肋缘为止。以同样的方法于前正中线上触诊肝左叶。

2）双手触诊法：护士右手位置同单手法，同时左手置于患者右腰部，拇指张开置于右季肋上。触诊时，左手向上托起，使肝下缘紧贴前腹壁并限制右下胸扩张，以增加膈肌下移的幅度，使吸气时下移的肝更易于触及（图 7-5）。

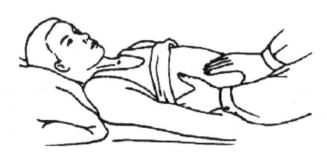

图 7-5　双手触诊法

（4）脾脏触诊：正常脾脏不能触及。只有内脏下垂、左侧胸腔积液或积气时，因脾脏随膈肌下移，在深吸气时可触到脾脏。除此以外，触及脾即表示脾大。临床上常将脾大分为轻度、中度和高度增大。

触诊方法：患者仰卧，双腿稍屈曲。护士位于患者右侧，左手绕过患者腹前方，手掌置于其后背部第 7~10 肋处，用力试将脾脏由后向前托起。右手平放腹部与左肋弓垂直，以稍弯曲的手指末端轻按腹壁。两手配合，待患者吸气时，右手向肋弓方向迎触脾脏。如此反复，随患者的腹式呼吸运动逐渐由下向上有节奏地进行触诊，直至触到脾缘或左肋缘。轻度脾大，仰卧位不易触及时，可嘱患者取右侧卧位，右下肢伸直，左下肢屈髋、屈膝，此时脾脏因重力的影响而向下、向前移位，采用双手触诊法较易触及（图 7-6）。

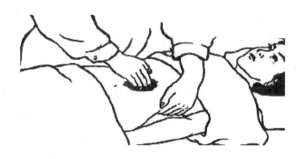

图 7-6 脾脏触诊

（5）胆囊触诊：正常胆囊不能触及。

胆囊触痛检查方法：护士将左手掌平放在患者右肋缘，拇指以中等力量勾压于右肋弓下缘与右腹直肌外缘交界处，然后嘱患者缓慢深呼吸。如在深吸气过程中引起疼痛，或因疼痛而突然停止吸气，为胆囊触痛征，又称 Murphy 征阳性（图 7-7）。

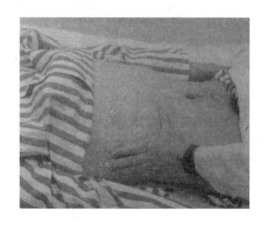

图 7-7 胆囊触诊

（6）膀胱触诊：正常膀胱空虚时隐于盆腔内，不易触及。一般采用单手滑行法。在仰卧屈膝情况下，护士以右手自脐开始向耻骨方向触摸，触及包块后应详查其性质。

（7）腹部肿块：腹部触及肿块可以是脏器的肿大或异位、肿瘤、囊肿、炎性肿块、肿大的淋巴结以及肠内粪块等。触及肿块应注意其部位、大小、形态、质地，以及有无压痛、搏动、波动、移动度等，以鉴别肿块来源于何种脏器及其性质。

3. 叩诊

间接叩诊、直接叩诊均可，一般常用间接叩诊法。

（1）腹部叩诊音：正常情况下，腹部叩诊大部分区域呈鼓音。只有肝、脾、增大的膀胱和子宫所占据的部位及两侧腹部近腰肌处叩诊为浊音。

（2）移动性浊音：患者仰卧，自腹中部开始，向两侧腹部叩诊，出现浊音时板指手不离开腹壁，嘱患者右侧卧位，再叩诊该处呈鼓音，当叩诊向腹下侧时，叩音又为浊音，再嘱患者左侧卧位，同样方法叩击，这种因体位不同而出现的浊音区变动现象称移动性浊音（图 7-8，图 7-9）。

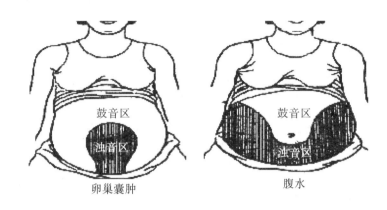

图 7-8　卵巢囊肿与腹水的区别

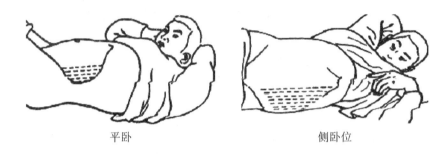

平卧　　　　　　　　　　　　　　侧卧位

图 7-9　移动性浊音

（3）肝脏叩诊：具体如下。

1）肝界叩诊：嘱患者平卧，平静呼吸，采用间接叩诊法沿右锁骨中线、右腋中线、右肩胛线由肺区向下叩向腹部。叩诊音由清音转为浊音时即为肝上界，又称肝相对浊音界，此处相当于被肺覆盖的肝顶部。继续向下叩 1~2 肋间，则浊音转为实音，称肝绝对浊音界（亦为肺下界）。由腹部鼓音区沿右锁骨中线向上叩，由鼓音转为浊音时即是肝下界。匀称体型者正常肝脏的上界（在右锁骨中线上）在第 5 肋间，下界位于右季肋下缘，二者之间的距离称肝上下径，为 9~11cm（图 7-10）。

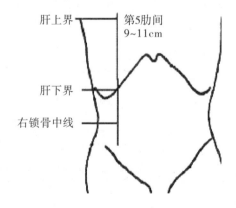

图 7-10　肝上界与肝下界

2)肝区叩击痛:护士左手掌平放于患者的肝区所在部位,右手握拳,以轻至中等力量叩击左手手背。正常人肝区无叩击痛。

(4)脾脏叩诊:宜采用轻叩法。患者取右侧卧位或坐位,护士沿左腋中线上进行叩诊,由清音变为浊音时为脾上界,再由浊音变为鼓音时为脾下界。然后由上、下界间的浊音区沿肋间向前后叩,向前出现鼓音时为前缘,向后出现清音时为后缘。上、下、前、后之间的区域为脾浊音区。正常脾浊音区在左第 9~11 肋间,宽度为 4~7cm,前方不超过左腋前线。

(5)肾脏叩击痛:患者取坐位或侧卧位,护士用左手掌平放于脊肋角处,右手握拳以轻至中等的力量叩击左手手背。正常人脊肋角处无叩击痛。

(6)膀胱叩诊:当膀胱有尿液充盈时,可在耻骨联合上方叩得圆形浊音区。排尿或导尿后,浊音区转为鼓音。

4. 听诊

将听诊器胸件置于腹壁上,自左至右,自下至上,全面地听诊各区。

(1)肠鸣音:通常选择右下腹部作为肠鸣音听诊部位,至少听诊 1 分钟。正常情况下,肠鸣音为 4~5 次/分,其音响及音调变异较大。

(2)振水音:患者取仰卧位,护士将听诊器钟型体件放于上腹部,同时用冲击触诊法振动胃部,可闻及气、液撞击的声音,亦可用耳直接听诊。正常人在餐后或摄入较多液体时可出现振水音。当空腹及餐后 6~8 小时以上仍有此音时,提示幽门梗阻或胃扩张。

(3)血管杂音:包括动脉性杂音和静脉性杂音。

1)动脉性杂音:中腹部的收缩期杂音见于腹主动脉瘤或腹主动脉狭窄。左、右上腹部的收缩期杂音则常为肾动脉狭窄所致,可见于年轻的高血压患者。

2)静脉性杂音:静脉杂音为一种连续的嗡鸣音,常出现于脐周或上腹部。若伴有严重的腹壁静脉曲张,则提示为门静脉高压时的侧支循环形成。

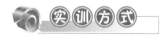

(1)观看腹部评估的多媒体教学视听材料。

(2)教师示教腹部评估内容。

(3)学生分组练习,互相评估。

(4)教师巡回指导。

(5)教师抽查,请数名学生进行演示,其他学生观看。

(6)教师进行总结与反馈。

(7)记录评估结果,完成实训报告。

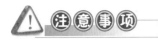

（1）评估时，室内要温暖，光线要适宜。

（2）护士立于患者右侧，评估过程中注意要与患者适当交流，以收集准确的资料，建立良好的护患关系。

（3）嘱患者仰卧屈膝位，暴露全腹，腹部及全身肌肉放松。

（4）触诊腹部时，动作必须轻柔，嘱患者做缓慢腹式呼吸。必要时，护士可一边与患者谈话，一边检查，以分散患者的注意力。评估顺序一般自左下腹开始逆时针方向进行，由下至上，由浅入深。触诊原则是先从健康部位开始，逐渐移向病变区域。

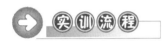

```
                    ┌ 护士准备:熟悉实训内容,衣帽整洁,必须在患者面前洗手或消毒手,冬季温暖手
                    │ 用物准备:听诊器、软尺、模拟人、多媒体课件等
      实训准备 ─────┤ 患者准备:患者解除大、小便。向患者解释检查的意义、目的及配合方法
                    └ 环境准备:环境温度、湿度适宜,注意屏风遮挡并保持光线充足
                         │
                         ▼
      核对患者,安置体位

        核对姓名、床号

      ▼ 安置舒适体位

      暴露腹部

         │
         ▼
        视诊

        腹部外形

        呼吸运动

        腹壁静脉

      ▼ 胃肠型及蠕动波
      触诊
```

腹部紧张度

压痛和反跳痛

肝脏触诊

脾脏触诊

胆囊触诊

膀胱触诊

腹部肿块触诊

叩诊

腹部叩诊音

移动性浊音

肝脏叩诊

脾脏叩诊

肾脏叩击痛

膀胱叩诊

听诊

肠鸣音

振水音

血管杂音

学生训练

实训评价

书写实训报告

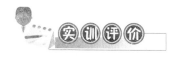

腹部评估考核标准

项目		评价标准	量分	得分
实训准备	护士准备	衣帽整洁,修剪指甲,温暖双手	5	
	用物准备	听诊器、直尺、记录纸、笔、心肺模拟听诊仪、多媒体课件等	5	
	环境准备	安静、温暖、光线适宜;关闭门窗,必要时放置屏风	5	
操作步骤	核对患者	床号、姓名	5	
	安置体位	舒适体位	5	
	暴露检查部位	胸部	5	
	视诊	1. 腹部外形有无异常,有无腹壁静脉曲张、肠型及蠕动波 2. 记录腹式呼吸运动情况	10	
	触诊	1. 患者位置正确,医生位置正确 2. 浅部触诊(手法、顺序) 3. 深部滑行触诊法 4. 深插触诊法 5. 查肝脾(双手触诊法) 6. 查胆囊触痛征	15	
	叩诊	1. 检查整个腹部叩诊音 2. 叩肝上界、肝下界 3. 叩移动性浊音 4. 肝、肾叩击痛检查	15	
	听诊	1. 肠鸣音(正常、增强、减弱) 2. 振水音 3. 血管杂音	10	
质量标准	动作轻巧,用物准备齐全,摆放有序,严格按操作规程进行,手法正确,操作熟练,20分钟内完成		10	
提问	口述正确		5	
	叙述流畅		5	
总分			100	

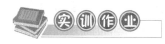

书写实训报告。

实训七　腹部评估实训报告

姓名		实训日期		学号	
班级		带教老师		评分	

【实训目的】

【实训准备】

【操作步骤】

【注意事项】

【各种阳性体征的临床意义】

【思考与练习】

1. 腹部视诊的主要内容不包括( )

    A. 腹外形   B. 呼吸运动   C. 腹壁静脉

    D. 腹壁紧张度   E. 胃肠型及蠕动波

2. 正确的腹部触诊检查方法是( )

    A. 护士一般站在患者左侧   B. 由深入浅进行触诊   C. 一般从左下腹开始

    D. 先检查病变部位   E. 检查时顺序是自上而下

3. 腹部触诊内容不包括( )

    A. 压痛及反跳痛   B. 胆囊触痛

    C. 肌紧张度   D. 移动性浊音

4. 腹部检查方法以哪种最为重要( )

    A. 视诊   B. 触诊

    C. 听诊   D. 叩诊

5. 检查一腹壁静脉曲张患者,脐以上血流方向由下至上,脐以下血流由上至下。该患者符合下列哪项( )

    A. 上腔静脉阻塞   B. 下腔静脉阻塞

    C. 门静脉高压或门静脉阻塞   D. 髂内静脉阻塞

6. 叩诊移动性浊音阳性时,游离腹水量至少需达( )

    A. 300ml   B. 500ml

    C. 800ml   D. 1000ml

7. 触诊正常脾脏,下列叙述哪项正确( )

    A. 正常情况下脾不能触及   B. 左卧位可触及

    C. 右卧位可触及,但不超过肋下一指   D. 仰卧位可触及

教师签名:

批阅时间:

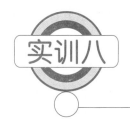

实训八

脊柱、四肢、神经系统评估

一、脊柱四肢的评估

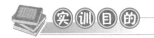

（1）掌握脊柱、四肢的评估方法。

（2）准确地判断评估结果。

（3）能够说出异常体征的临床意义。

（4）在评估中养成认真、细致的工作作风。

（5）培养学生爱岗敬业的观念。

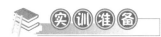

1. 护士准备

熟悉实训内容，衣帽整洁，必须在患者面前洗手或消毒手，冬季温暖手和听诊器。

2. 用物准备

叩诊锤、记录纸、笔、多媒体课件等。

3. 患者准备

患者解除大、小便。向患者解释检查的意义、目的及配合方法。

4. 环境准备

环境温度、湿度适宜，注意屏风遮挡并保持光线充足。

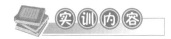

（一）脊柱评估

以视诊为主，辅以触诊和叩诊。

1. 脊柱弯曲度

患者取坐位或直立位,双臂自然下垂,护士以手指沿脊柱棘突以适当压力自上而下划压,致皮肤呈一红色痕迹。以此痕为标准,观察脊柱有无侧弯。

2. 脊柱活动度

嘱患者做前屈、后伸、侧弯及旋转动作,以观察脊柱活动度及有无变形。

3. 脊柱压痛与叩击痛

(1)压痛:嘱患者取端坐位,身体稍前倾。护士以右手拇指从枕骨粗隆开始自上而下逐个按压棘突及椎旁肌肉。

(2)叩击痛:叩诊法分直接和间接两种。

1)直接叩诊法:以中指或叩诊锤垂直叩击各椎体的棘突,多用于检查胸椎和腰椎。颈椎骨关节损伤时,慎用或不用此法。

2)间接叩诊法:患者取坐位,护士以左手掌置于其头部,右手半握拳以小鱼际部叩击左手背,以了解脊柱各部位有无疼痛(图8-1)。

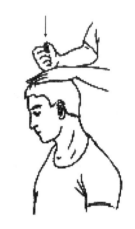

图 8-1 脊柱间接叩诊法

(二)四肢评估

评估主要以视诊和触诊相结合。

1. 形态异常

视诊观察四肢形态有无异常。

2. 运动障碍

嘱患者做主动或被动运动,观察各关节的活动幅度。

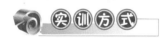

(1)观看脊柱、四肢评估的多媒体教学视听资料。

(2)教师示教脊柱、四肢的评估内容。

(3)学生分组练习,互相评估。

(4)教师巡回指导并抽查、矫正、点评。

(5)教师进行总结与反馈。

(6)记录评估结果,完成实训报告。

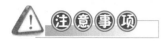

(1)评估时注意防止因姿势不当造成的误差。

（2）评估力度适当,防止受伤。

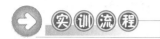 **实训流程**

实训准备
　　护士准备:熟悉实训内容,衣帽整洁,必须在患者面前洗手或消毒手,冬季温暖手
　　用物准备:叩诊锤、记录纸、笔、多媒体课件等
　　患者准备:患者解除大、小便。向患者解释检查的意义、目的及配合方法
　　环境准备:环境温度、湿度适宜,注意屏风遮挡并保持光线充足

核对患者,安置体位

核对姓名、床号
安置舒适体位

暴露脊柱、四肢

脊柱弯曲度

取坐位或直立位,双臂自然下垂,护士以手指沿脊柱棘突以适当压力自上而下划压,致皮肤呈一红色痕迹。以此痕为标准,观察脊柱有无侧弯

脊柱活动度

嘱患者做前屈、后伸、侧弯及旋转动作,以观察脊柱活动度及有无变形

脊柱压痛与叩击痛

压痛:患者取端坐位,身体稍前倾。护士以右手拇指从枕骨粗隆开始自上而下逐个按压棘突及椎旁肌肉
叩击痛:分直接叩诊法和间接叩诊法

四肢评估

形态异常
运动障碍:嘱患者做主动或被动运动,观察各关节的活动幅度

学生训练

实训评价

书写实训报告

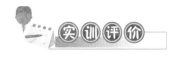 实训评价

脊柱、四肢评估考核标准

项目		评价标准	量分	得分
实训准备	护士准备	衣帽整洁,修剪指甲,温暖双手	5	
	用物准备	叩诊锤、记录纸、笔、多媒体课件等	5	
	环境准备	安静、温暖,光线适宜;关闭门窗,必要时放置屏风	5	
操作步骤	核对患者	床号、姓名	5	
	安置体位	舒适体位	5	
	暴露检查部位	脊柱、四肢	5	
	脊柱弯曲度	取坐位或直立位,双臂自然下垂,护士以手指沿脊柱棘突以适当压力自上而下划压,致皮肤呈一红色痕迹。以此痕为标准,观察脊柱有无侧弯	10	
	脊柱活动度	嘱患者做前屈、后伸、侧弯及旋转动作,以观察脊柱活动度及有无变形	15	
	脊柱压痛与叩击痛	压痛:嘱患者取端坐位,身体稍前倾。护士以右手拇指从枕骨粗隆开始自上而下逐个按压棘突及椎旁肌肉 直接叩诊法:以中指或叩诊锤垂直叩击各椎体的棘突,多用于检查胸椎和腰椎。颈椎骨关节损伤时,慎用或不用此法 间接叩诊法:患者取坐位,护士以左手掌置于其头部,右手半握拳以小鱼际叩击左手背,了解脊柱各部位有无疼痛	15	
	四肢评估	形态异常 运动障碍:嘱患者做主动或被动运动,以观察各关节的活动幅度	10	
质量标准		动作轻巧,用物准备齐全,摆放有序,严格按操作规程进行,手法正确,操作熟练,20分钟内完成	10	
提问		口述正确	5	
		叙述流畅	5	
总分			100	

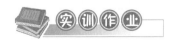 实训作业

书写实训报告。

实训八　脊柱、四肢评估实训报告

姓名		实训日期		学号	
班级		带教老师		评分	

【实训目的】

【实训准备】

【操作步骤】

【注意事项】

【各种阳性体征的临床意义】

【思考与练习】

1. 脊柱后凸常见病因有哪些？

2. 简述脊柱压痛与叩击痛检查方法。

3. 简述浮髌试验检查法及其临床意义。

教师签名：

批阅时间：

二、神经系统评估

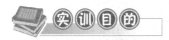

（1）掌握神经系统的评估方法。

（2）准确地判断评估结果。

（3）理解异常反射的临床意义。

（4）在评估中养成认真、细致的工作作风。

（5）培养学生爱岗敬业的观念。

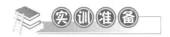

1. 护士准备

熟悉实训内容，衣帽整洁，必须在患者面前洗手或消毒手，冬季温暖手和听诊器。

2. 用物准备

叩诊锤、钝头竹签、棉签、大头针、音叉、双规仪、试管、记录纸、笔、多媒体课件等。

3. 患者准备

患者解除大、小便。向患者解释检查的意义、目的及配合方法。

4. 环境准备

环境温度、湿度适宜，注意屏风遮挡并保持光线充足。

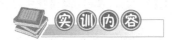

（一）感觉功能评估

1. 浅感觉

（1）痛觉：用大头针的针尖轻刺患者皮肤，询问患者有无疼痛的感觉，并左右、远近端对比（图8-2）。

（2）触觉：用棉签头上拉出的细丝或软纸片轻触患者的皮肤或黏膜，询问有无感觉并对比。

（3）温度觉：用盛有热水（40～50℃）和冷水（5～10℃）的试管交替接触患者皮肤，然后嘱其说出冷或热的感觉（图8-3）。

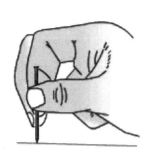
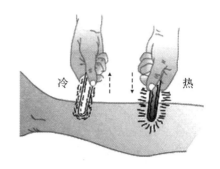

图 8 - 2　痛觉检查　　　　　　　　图 8 - 3　温度觉检查

2. 深感觉

(1)运动觉:嘱患者闭目,护士轻轻夹住患者的手指或足趾的两侧并做上下运动,然后固定于某一位置,请患者说出是哪个手指或足趾活动并说出运动方向(图 8 -4)。

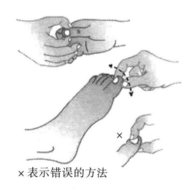

×表示错误的方法

图 8 - 4　运动觉检查

(2)位置觉:嘱患者闭目,将其肢体摆动成一姿势,然后请患者描述该姿势或用对侧肢体模仿。

(3)震动觉:用震动的音叉柄置于骨突处,如内踝、外踝、手指、尺骨茎突、尺骨鹰嘴、桡骨小头、脊椎等,询问有无震动感并两侧对比(图 8 -5)。

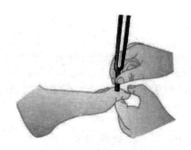

图 8 - 5　震动觉检查

3. 复合感觉

深、浅感觉检查正常时才检查复合觉。患者也均需闭目并两侧对比。

（1）皮肤定位觉：护士用手指或棉签轻触患者皮肤某处，让患者指出被触部位。

（2）两点辨别觉：以钝角分规两脚分开一定距离同时接触患者皮肤，如感觉为两点，则缩小其间距，直至感觉为一点为止，再测量分规两脚之间距离（图8-6）。

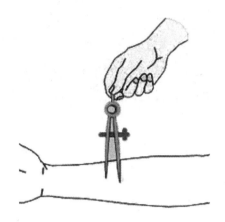

图8-6 两点辨别觉检查

（3）图形觉：用钝物在患者皮肤上画简单几何图形或写简单数字，请其说出（图8-7）。

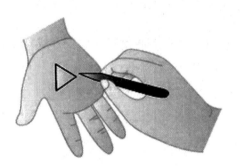

图8-7 图形觉检查

（4）实体觉：令患者用单手触摸生活中常用物品（如钥匙、钢笔、硬币等），然后说出物品形状和名称（图8-8）。

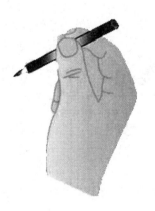

图8-8 实体觉检查

(二)运动功能评估

1. 肌力

嘱患者肢体做伸、屈动作,护士施以相反的力,观察肌力状态。或嘱患者做肢体抬高动作,观察其肢体的活动状况。注意两侧比较。

肌力采用0~5级的六级记录法:①0级,肌肉完全瘫痪;②1级,有肌肉收缩,但不能产生动作;③2级,肢体能在床面上水平移动,但不能抬起;④3级,肢体能抬起,但不能抵抗阻力;⑤4级,肢体能抵抗阻力,但差于正常人;⑥5级,正常肌力。

2. 肌张力

护士触摸患者肌肉的硬度或通过做肢体被动运动时所感知的阻力来判断。

(三)神经反射评估

1. 浅反射

(1)角膜反射:嘱患者眼睛注视内上方,护士用细棉签毛由角膜外缘处向内轻触其角膜。正常时,可见其眼睑迅速闭合,称为直接角膜反射;如刺激一侧角膜,对侧也出现眼睑闭合反应,称为间接角膜反射(图8-9)。

(2)腹壁反射:患者仰卧,双下肢稍屈曲使腹壁放松,然后护士用钝头竹签迅速由外向内轻划上、中、下腹部皮肤,正常反应为受刺激部位腹肌收缩。

(3)提睾反射:患者体位与腹壁检查相同,护士用钝头竹签由下而上轻划男性患者股内侧上方皮肤,观察睾丸上提情况。正常反应为同侧提睾肌收缩,睾丸上提(图8-10)。

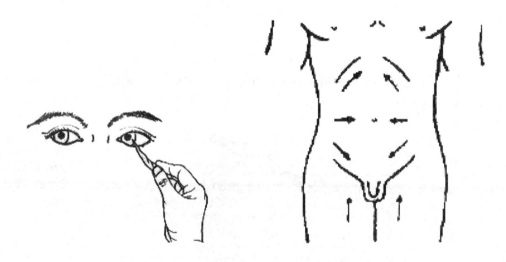

图8-9 角膜反射　　　　　　　　　图8-10 提睾反射

(4)跖反射:患者仰卧,下肢伸直,护士手持其踝部,用钝头竹签由后向前划足底外侧至小趾掌关节处再转向拇趾侧。正常表现为足趾向跖面屈曲(图8-11)。

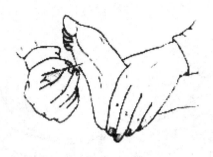

图 8 - 11　跖反射

2. 深反射

（1）肱二头肌反射：用左手托起患者肘部使其前臂屈曲内旋，且左手拇指按住其肘关节稍上方的肱二头肌肌腱，其余四指托住肘关节，然后用右手持叩诊锤适当用力直接叩击左手拇指。正常反应为肱二头肌收缩，前臂快速屈曲（图 8 - 12）。

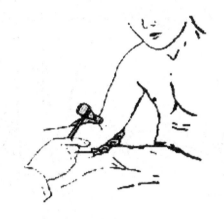

图 8 - 12　肱二头肌反射

（2）肱三头肌反射：用左手托扶患者肘部，嘱其前臂屈曲，然后护士右手用叩诊锤直接叩击尺骨鹰嘴突上方的肱三头肌肌腱。正常反应为肱三头肌收缩，前臂稍伸展（图 8 - 13）。

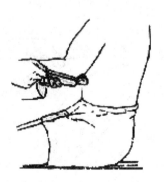

图 8 - 13　肱三头肌反射

（3）膝腱反射：坐位检查时，患者小腿完全松弛下垂，与大腿约呈 90°；卧位时，护士以左手在腘窝处托起下肢，使小腿屈曲约 120°，足跟不要离开床面，然后右手持叩诊锤叩击髌骨下方的股四头肌肌腱。正常反应为小腿伸展（图 8 - 14）。

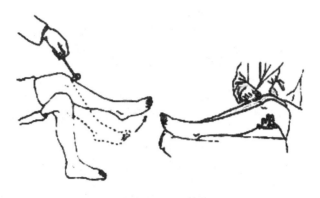

图 8 - 14　坐位和卧位膝腱反射

（4）跟腱反射：患者仰卧，髋、膝关节稍屈曲，下肢取外旋外展位，护士用左手托患者足掌，使足部背屈呈过伸位，右手持叩诊锤叩击跟腱。正常反应为腓肠肌和比目鱼肌收缩，足向跖面屈曲。如不能引出，可让患者跪于床边，足悬床外，再叩击跟腱，反应同前（图 8 - 15）。

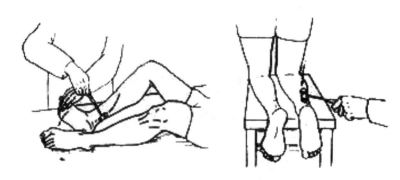

图 8 - 15　两种体位跟腱反射

（5）桡骨骨膜反射：患者前臂置于半屈半旋前位，护士以左手拖住其腕部并使腕关节自然下垂，随即以叩诊锤叩击桡骨茎突。正常反应为肱桡肌收缩，发生屈肘和前臂旋前动作（图 8 - 16）。

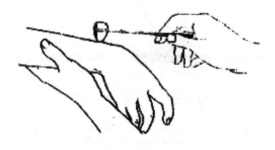

图 8 - 16　桡骨骨膜反射

3. 病理反射

（1）巴宾斯基（Babinski）征：为最经典的病理反射。患者仰卧，髋及膝关节伸直，护士用钝头竹签由后向前划足底外侧缘,至小趾根部再转向拇趾侧。正常反应为足趾均不动或向跖面屈曲;阳性反应为拇趾缓缓背伸,其余四趾呈扇形展开。

(2)奥本海姆(Oppenheim)征:护士拇指及示指沿患者的胫骨前缘由上向下推移,阳性表现同巴宾斯基征。

(3)戈登(Gordon)征:护士用拇指和其他四指分置于腓肠肌两侧,以适当的力量捏压,阳性表现同巴宾斯基征。

(4)查多克(Chaddock)征:用钝头竹签划外踝下方及足背外缘,阳性表现同巴宾斯基征(图8-17)。

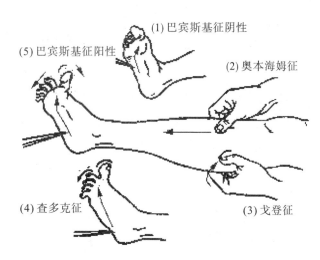

图8-17　下肢病理反射

(5)霍夫曼(Hoffmann)征:护士用左手持患者腕关节上方,使其腕关节稍背屈,右手以中指及示指夹持患者中指第二节,稍向上提,并用拇指向下弹刮其中指指甲。若出现患者拇指及其四指屈曲动作,即为阳性表现。此征为上肢锥体束征(图8-18)。

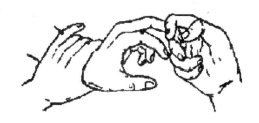

图8-18　霍夫曼征

4. 脑膜刺激征

(1)颈强直:患者去枕仰卧,双下肢伸直,护士右手置于患者胸前,左手托其枕部并使其做被动屈颈动作。正常颈部柔软易屈,若颈有抵抗或下颌不能前屈并有痛苦表情,提示为颈强直。

(2)凯尔尼格(Kernig)征:患者仰卧,护士托起患者一侧大腿,使髋、膝关节各屈曲成直角,然后一手置于其膝关节前上方固定膝关节,另一手托其踝部,将患者小腿抬高,尽量使其膝关节伸直。正常膝关节可伸达135°以上。阳性表现为伸膝受限,并伴大腿后侧及腘窝部疼痛(图8-19)。

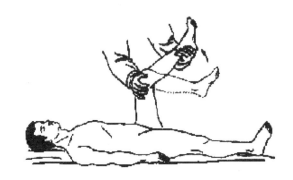

图8-19 凯尔尼格征

(3)布鲁津斯基(Brudzinski)征:患者仰卧,下肢伸直,护士用一手托患者枕部,另一手置于患者胸前,使头前屈。正常表现为双下肢不动,阳性表现为双侧膝关节和髋关节同时不自主屈曲(图8-20)。

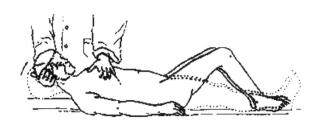

图8-20 布鲁津斯基征

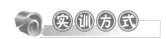 实训方式

(1)观看神经系统评估的多媒体教学视听资料。

(2)教师示教神经系统的评估内容。

(3)学生分组练习,互相检查。

(4)教师巡回指导,并抽查、评估、强化。

(5)教师进行总结与反馈。

(6)记录评估结果,完成实训报告。

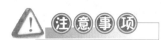 注意事项

(1)评估时需要取得患者合作,要求肢体放松并置于合适位置。

（2）注意两侧对比。

（3）避免暗示性提问,必要时重复进行。

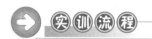

实训准备 ┃ 护士准备:熟悉实训内容,衣帽整洁,必须在患者面前洗手或消毒手,冬季温暖手
　　　　 ┃ 用物准备:听诊器、棉签、大头针、音叉、双规仪、记录纸、笔、试管、钝头竹签、
　　　　 ┃ 多媒体课件等
　　　　 ┃ 患者准备:患者解除大、小便。向患者解释检查的意义、目的及配合方法
　　　　 ┃ 环境准备:环境温度、湿度适宜,注意屏风遮挡并保持光线充足

核对患者,安置体位

　　核对姓名、床号
　　安置舒适体位

暴露脊柱、四肢、胸腹部

感觉功能

　　浅感觉:痛觉、触觉、温度觉
　　深感觉:运动觉、位置觉、震动觉
　　复合觉:皮肤定位觉、两点辨别觉、图形觉、实体觉

运动功能

　　肌力
　　肌张力

神经反射

　　浅反射:角膜反射、提睾反射、腹壁反射、跖反射
　　深反射:肱二头肌反射 、肱三头肌反射、膝腱反射、跟腱反射、桡骨骨膜反射
　　病理反射:巴宾斯基征、奥本海姆征、戈登征、查多克征、霍夫曼征
　　脑膜刺激征:颈强直、凯尔尼格征、布鲁津斯基征

学生训练

实训评价

书写实训报告

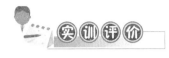

实训评价

神经系统评估考核标准

项目		评价标准	量分	得分
实训准备	护士准备	衣帽整洁,修剪指甲,温暖双手	5	
	用物准备	听诊锤、钝头竹签、棉签、大头针、音叉、试管、双规仪、记录纸、笔、多媒体课件等	5	
	环境准备	安静、温暖,光线适宜;关闭门窗,必要时放置屏风	5	
操作步骤	核对患者	床号、姓名	5	
	安置体位	舒适体位	5	
	暴露检查部位	脊柱、四肢	5	
	生理反射	1. 角膜反射 2. 腹壁反射 3. 提睾反射、跖反射(选一项) 4. 肱二头肌反射 5. 肱三头肌反射 6. 膝腱反射 7. 跟腱反射 8. 桡骨骨膜反射	20	
	病理反射	1. 巴宾斯基征 2. 奥本海姆征 3. 戈登征 4. 查多克征 5. 霍夫曼征	15	
	脑膜刺激征	1. 颈强直 2. 凯尔尼格征 3. 布鲁津斯基征	15	
质量标准	动作轻巧,用物准备齐全,摆放有序,严格按操作规程进行,手法正确,操作熟练,20分钟内完成		10	
提问	口述正确		5	
	叙述流畅		5	
总分			100	

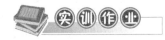

实训作业

书写实训报告。

实训八　神经系统评估实训报告

姓名		实训日期		学号	
班级		带教老师		评分	

【实训目的】

【实训准备】

【操作步骤】

【注意事项】

【各种阳性体征的临床意义】

【思考与练习】

1. 浅反射不包括(　　　)

    A. 角膜反射   B. 膝腱反射   C. 腹壁反射

    D. 跖反射   E. 提睾反射

2. 深反射不包括(　　　)

    A. 肱二头肌反射   B. 膝腱反射   C. 跟腱反射

    D. 提睾反射   E. 肱三头肌反射

3. 巴宾斯基征阳性的典型表现为(　　　)

    A. 脚趾均背屈   B. 脚趾均跖屈   C. 脚趾均不动

    D. 拇趾背屈,其余各趾散开   E. 脚趾均内收

4. Kernig 征属于(　　　)

    A. 深反射   B. 浅反射   C. 脑膜刺激征

    D. 病理反射   E. 生理反射

5. 评估巴宾斯基征的方法正确的是(　　　)

    A. 沿足底外侧向前   B. 沿足底内侧向前   C. 沿足底中央向前

    D. 沿足底外侧缘向前至小趾根部再转向内侧   E. 沿足底背侧向前

教师签名:

批阅时间:

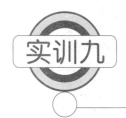实训九

血糖测定

一、快速血糖仪测定血糖

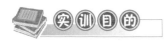

(1)掌握快速血糖测定仪的使用方法。

(2)熟悉血糖正常值及临床意义。

(3)注意无菌操作,培养爱岗敬业观念。

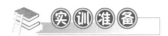

1. 护士准备

熟悉实训内容,衣帽整洁,必须在患者面前洗手或消毒手。

2. 用物准备

快速血糖测定仪、血糖测定试纸、一次性采血针、消毒棉球或棉签、75%乙醇、多媒体课件等。

3. 患者准备

患者解除大、小便。向患者解释检查的意义、目的及配合方法。

4. 环境准备

环境温度、湿度适宜,光线充足。

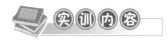

以鱼跃710血糖仪(悦准Ⅰ型)为例介绍快速血糖测定仪测定血糖方法(图9-1)。

(1)密码牌校准,插入密码牌。

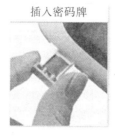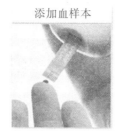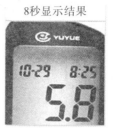

插入密码牌　　　　　添加血样本　　　　　8秒显示结果

图 9 - 1　血糖仪测血糖过程

（2）拧开采血笔（图 9 - 2）调节头，放入采血针。

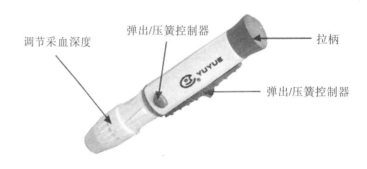

调节采血深度　　　　弹出/压簧控制器　　　　拉柄

弹出/压簧控制器

图 9 - 2　采血笔

（3）拧开采血针保护帽，不要丢弃（保护帽于采血测量后退针时防护用）。

（4）调整采血针深度，将采血笔拉柄向后拉，听到"咔哒"声响后放开。

（5）彻底清洗双手，毛细血管采血。用乙醇消毒采血手指，待干燥后采血。

（6）将新试纸插入血糖仪。

（7）将采血针固定在手指的指腹并按下采血笔弹射钮进行采血。

（8）将第一滴血用干棉签擦净，待第二滴血量足够之后将血样轻触血糖试纸进血端口，血滴会被自动吸入，等待屏幕显示所测的血糖值。

（9）协助患者用干棉签按压采血处，记录结果。

（10）把用过的试纸从血糖仪上取下，放入医疗垃圾袋中，关闭血糖仪。

（11）将用过的采血针盖上采血针保护帽，放入锐器盒中。

（12）所有物品归于原处，洗手。

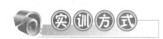 实训方式

（1）学生观看多媒体课件。

（2）教师示教血糖检测方法，提示操作要点和注意事项。

（3）学生分组，互相检测。

（4）教师巡回指导,矫正强化,抽查考核,反馈总结。

（5）记录所得血糖值数据并分析,完成实验报告。

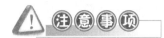

（1）快速血糖测定仪因其体积小,携带方便,不需要特殊训练,可随时快速检测血糖结果,故适合糖尿病患者自我血糖监测。但是要明确诊断糖尿病,必须以静脉血糖为依据;进行自我血糖监测的糖尿病患者要定期抽静脉血测定血糖,以了解所用快速血糖仪是否准确。

（2）不同品牌和型号的血糖仪使用方法略有不同,因此使用前应认真阅读使用说明书。

（3）要妥善保管血糖仪和血糖试纸。血糖试纸应干燥、避光和密封保存。定期校正测定血糖仪,以保证仪器的准确性。

（4）要规范操作,避免对测定结果有影响的因素,如采血量过少、血糖试纸失效、血糖试纸代码与血糖仪代码不符、手指消毒乙醇未干等。

（5）树立无菌观念,正确处理废弃的采血针和血糖试纸,防止造成损伤和污染。

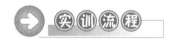

实训准备 {
护士准备:熟悉实训内容,衣帽整洁,必须在患者面前洗手或消毒手
用物准备:快速血糖测定仪、血糖测定试纸、一次性采血针、消毒棉球或棉签、75% 乙醇、多媒体课件
患者准备:患者解除大、小便。向患者解释检查的意义、目的及配合方法
环境准备:环境温度、湿度适宜,光线充足
}

↓

核对患者,安置体位

| 核对姓名、床号
↓ 安置舒适体位

暴露四肢末端

↓

密码牌校准

↓

采血

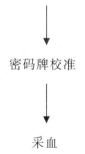

拧开采血笔调节头,放入采血针

拧开采血针保护帽,不要丢弃(保护帽于采血测量后退针时防护用)

调整采血针深度,将采血笔拉柄向后拉,听到"咔哒"声响后放开

彻底清洗双手,毛细血管采血。用乙醇消毒采血手指,待干燥后采血

将新试纸插入血糖仪

将采血针固定在手指的指腹并按下采血笔弹射钮进行采血

显示结果

将第一滴血用干棉签擦净,待第二滴血量足够之后将血样轻触血糖试

纸进血端口,血滴会被自动吸入,等待屏幕显示所测的血糖值

协助患者用干棉签按压采血处,记录结果

整理

把用过的试纸从血糖仪上取下,放入医疗垃圾袋中,关闭血糖仪

将用过的采血针盖上采血针保护帽,放入锐器盒中

所有物品归于原处,洗手

学生训练

实训评价

书写实训报告

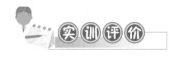

快速血糖仪测定血糖考核标准

项目		评价标准	量分	得分
实训准备	护士准备	衣帽整洁,修剪指甲,温暖双手	5	
	用物准备	快速血糖测定仪、血糖测定试纸、一次性采血针、消毒棉球或棉签、75%乙醇、多媒体课件	5	
	环境准备	安静、温暖,光线适宜;关闭门窗,必要时放置屏风	5	
操作步骤	核对患者	床号、姓名	5	
	安置体位	舒适体位	5	
	暴露检查部位	上肢末端	5	
	密码牌校准	插入密码牌校对	10	
	采血	1. 拧开采血笔调节头,放入采血针 2. 拧开采血针保护帽,不要丢弃(保护帽于采血测量后退针时防护用) 3. 调整采血针深度,将采血笔拉柄向后拉,听到"咔哒"声响后放开 4 彻底清洗双手,毛细血管采血。用乙醇消毒采血手指,待干燥后采血 5. 将新试纸插入血糖仪 6. 将采血针固定在手指的指腹并按下采血笔弹射钮进行采血	20	
	显示结果及整理	1. 将第一滴血用干棉签擦净,待第二滴血量足够之后将血样轻触血糖试纸进血端口,血滴会被自动吸入,等待屏幕显示所测的血糖值 2. 协助患者用干棉签按压采血处,记录结果 3. 把用过的试纸从血糖仪上取下,放入医疗垃圾袋中,关闭血糖仪。 4. 将用过的采血针盖上采血针保护帽,放入锐器盒中 5. 所有物品归于原处,洗手	20	
质量标准		动作轻巧,用物准备齐全,摆放有序,严格按操作规程进行,手法正确,操作熟练,20分钟内完成	10	
提问		口述正确	5	
		叙述流畅	5	
总分			100	

二、口服葡萄糖耐量试验

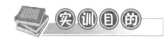

（1）掌握口服葡萄糖耐量试验的方法。

（2）熟悉口服葡萄糖耐量试验的临床意义。

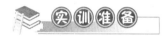

1. 护士准备

熟悉实训内容，衣帽整洁，必须在患者面前洗手或消毒手。

2. 用物准备

血糖测定仪、血糖测定试纸、一次性采血针、消毒棉球或棉签、75%乙醇、葡萄糖、白开水、计时器、一次性口杯、尿糖试纸、一次性尿杯、多媒体课件等。

3. 患者准备

患者解除大、小便。向患者解释检查的意义、目的及配合方法。

4. 环境准备

环境温度、湿度适宜，光线充足。

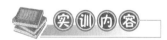

（1）试验前3天正常进食及活动，停用影响糖代谢的药物。

（2）试验日将葡萄糖75g（儿童按1.75g/kg，总量不超过75g）溶于300ml水中空腹口服，计时。

（3）分别在服用葡萄糖前以及服后30分钟、1小时、2小时、3小时取血测定血浆葡萄糖浓度，同时留取尿标本做尿糖定性。

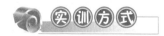

（1）教师示教，讲解要点和注意事项。

（2）学生分组，互相检测。

（3）教师巡回指导、矫正、抽查考核，反馈总结。

(4)学生分别记录所得不同时间血糖值数据和尿糖定性结果并分析,完成实训报告。

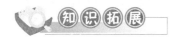 知识拓展

(1)口服葡萄糖耐量试验(OGTT)是检查人体血糖调节功能的葡萄糖负荷试验。正常人一次口服75g葡萄糖粉,血糖浓度略升高,且2小时后即恢复正常,称为耐糖现象。当糖代谢紊乱时,口服同样剂量的葡萄糖粉后,血糖水平急剧增高,短时间内不能降至正常水平,称为糖耐量异常。

(2)口服葡萄糖耐量试验主要用以了解机体对葡萄糖代谢的调节能力,是糖尿病和低糖血症的重要诊断性试验,临床上主要用于诊断症状不明显或血糖升高不明显的可疑糖尿病和判断糖耐量异常。

(3)口服葡萄糖耐量试验的适应证:①无糖尿病症状,随机血糖或空腹血糖异常,以及有一过性或持续性糖尿者;②无糖尿病症状,但有明显的糖尿病家族史;③有糖尿病症状,但空腹血糖未达到诊断标准者;④妊娠期、甲状腺功能亢进症、肝脏疾病时出现糖尿者;⑤分娩巨大胎儿或有巨大胎儿史的妇女;⑥原因不明的肾脏疾病或视网膜病变。

(4)参考值:空腹血糖 < 6.1mmol/L;服糖后30分钟至1小时血糖浓度达高峰,一般为7.8 ~ 9.0mmol/L,峰值 < 11.1mmol/L;2小时血糖 < 7.8mmol/L;3小时血糖应恢复至空腹水平。各检测时间点的尿糖均为阴性。

(5)临床意义:具体如下。

1)诊断糖尿病:若空腹血糖 > 7.0mmol/L,峰值 > 11.1mmol/L,并出现尿糖阳性,2小时血糖仍≥11.1mmol/L,可诊断为糖尿病。

2)判断糖耐量异常:①糖耐量减低,指空腹血糖 < 7.0mmol/L,峰值浓度 > 11.1mmol/L,2小时血糖浓度在 7.8 ~ 11.1mmol/L,多见于2型糖尿病、肥胖症、甲状腺功能亢进症及库欣病等。②糖耐量增高,指空腹血糖降低,服糖后血糖上升不明显,2小时后仍处于低水平,常见于胰岛B细胞瘤、腺垂体功能减退症和肾上腺皮质功能减退症等。

(6)糖尿病诊断新标准:①糖尿病症状 + 任意时间血浆葡萄糖水平≥11.1mmol/L;或②空腹血浆葡萄糖水平≥7.0mmol/L;或③空腹葡萄糖耐量试验中,2小时血糖水平≥11.1mmol/L。其中,空腹是指8 ~ 10小时内无任何热量摄入;任意时间指一日内任何时间,不论上一次进餐时间及食物摄入量。

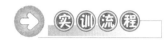

实训准备 {
护士准备:熟悉实训内容,衣帽整洁,必须在患者面前洗手或消毒手
用物准备:血糖测定仪、血糖测定试纸、一次性采血针、消毒棉球或棉签、75%乙醇、葡萄糖、白开水、计时器、一次性口杯、尿糖试纸、一次性尿杯、多媒体课件等
患者准备:患者解除大、小便。向患者解释检查的意义、目的及配合方法
环境准备:环境温度、湿度适宜,光线充足
}

↓

核对患者,安置体位

　核对姓名、床号
↓安置舒适体位

试验前准备

　试验前 3 天正常进食及活动,停用影响糖代谢的药物

　试验

　试验日将葡萄糖 75g(儿童按 1.75g/kg,总量不超过 75g)溶于 300ml 水
↓中,空腹口服,计时

留取标本,分析结果

　分别在服用葡萄糖前以及服后 30 分钟、1 小时、2 小时、3 小时取血测
　定血浆葡萄糖浓度,同时留取尿标本做尿糖定性
↓分别记录所得不同时间血糖值数据和尿糖定性结果并分析

　整理

　安置患者
　整理物品
↓洗手

学生训练

↓

实训评价

↓

书写实训报告

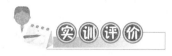

口服葡萄糖耐量试验考核标准

项目		评价标准	量分	得分
实训准备	护士准备	衣帽整洁,修剪指甲,温暖双手	5	
	用物准备	血糖测定仪、血糖测定试纸、一次性采血针、消毒棉球或棉签、75%乙醇、葡萄糖、白开水、计时器、一次性口杯、尿糖试纸、一次性尿杯、多媒体课件等	5	
	环境准备	安静、温暖,光线适宜;关闭门窗,必要时放置屏风	5	
操作步骤	核对患者	床号、姓名	5	
	安置体位	舒适体位	5	
	暴露检查部位	上肢末端	5	
	试验前准备	试验前3天正常进食及活动,停用影响糖代谢的药物	15	
	试验	试验日将葡萄糖75g(儿童按1.75g/kg,总量不超过75g)溶于300ml水中空腹口服,计时	15	
	显示结果及整理	分别在服用葡萄糖前以及服后30分钟、1小时、2小时、3小时取血测定血浆葡萄糖浓度,同时留取尿标本做尿糖定性 分别记录所得不同时间血糖值数据和尿糖定性结果并分析	20	
质量标准		动作轻巧,用物准备齐全,摆放有序,严格按操作规程进行,手法正确,操作熟练,20分钟内完成	10	
提问		口述正确	5	
		叙述流畅	5	
总分			100	

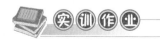

书写实训报告。

实训九　血糖测定实训报告

姓名		实训日期		学号	
班级		带教老师		评分	

【实训目的】

【实训准备】

【操作步骤】

【注意事项】

【思考与练习】

1. 能引起空腹血糖升高的原因不包括(   )

    A. 糖尿病

    B. 甲状腺功能亢进症

    C. 坏死性胰腺炎

    D. 胰岛素用量过大

    E. 急性颅脑损伤

2. 患者,男,58 岁。口渴、多饮 2 个月。空腹血糖测定 16.5mmol/L,尿糖(+ + +)。请问:该检查结果说明什么问题? 是否需要再选做葡萄糖耐量试验? 为什么?

3. 空腹血糖参考值范围是多少?

4. 能否说出血糖增高和血糖降低的临床意义?

教师签名:

批阅时间:

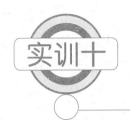

实训十　心电图描记

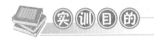

（1）掌握心电图导联的连接方式和描记方法。

（2）能够识别心电图各波及间期,能够对各波、间期进行测量并计算心率。

（3）培养学生实践操作的能力,能初步判断结果。

（4）培养学生的爱岗敬业的观念。

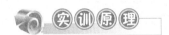

人体是一个容积导体,心脏在机械收缩时可产生电流变化,其变化可传导到体表。利用心电图机将心脏在每一心动周期所产生的电流变化描记成一连续的曲线,即为心电图。

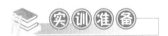

1. 护士准备

熟悉实训内容,衣帽整洁,必须在患者面前洗手或消毒手。

2. 用物准备

心电图机、导联线、检查床、电极膏(或生理盐水)、75% 乙醇棉球、心电图纸、分规、直尺、多媒体课件等。

3. 患者准备

患者解除大、小便。向患者解释检查的意义、目的及配合方法。

4. 环境准备

环境温度、湿度适宜,注意屏风遮挡并保持光线充足。

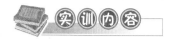

（1）向患者解释心电图检查的目的和注意事项,消除患者的紧张情绪,得到患者的理解与配合。

（2）打开心电图机电源开关,使机器和记录笔预热。

（3）患者仰卧于检查床上,去除身上的金属饰物及电磁物品,暴露手腕、足踝和前胸壁。

（4）人体放置电极的部位应先用乙醇棉球脱脂,再涂上电极膏（或生理盐水）擦拭,以减少皮肤电阻。

（5）将导联电极与人体各部位连接。

1）肢体导联电极:上肢电极板固定于腕关节上方3cm处（上肢内侧）,下肢电极板固定于下肢胫骨内踝上方3cm处。肢体导联线均为黑色,末端接电极板处有颜色标记,以区别上、下、左、右:①红色端电极接右上肢;②黄色端电极接左上肢;③绿色端电极接左下肢;④黑色端电极接右下肢。

2）胸前导联电极:一般导线颜色为白色,导联线末端接电极处有颜色区别导联。颜色分别为红（V_1）、黄（V_2）、绿（V_3）、棕（V_4）、黑（V_5）、紫（V_6）。胸前导联电极分别位于胸骨右缘第4肋间隙（V_1）、胸骨左缘第4肋间隙（V_2）、V_2与V_4连线的中点（V_3）、左锁骨中线与第5肋间隙交点（V_4）、V_4水平与腋前线交点（V_5）、V_4水平与腋中线交点（V_6）。按顺序使用碗状电极吸附在相关导联体表位置进行连接。

（6）调节心电图机的走纸速度,定准电压。

（7）调拨导联选择器开关,按Ⅰ、Ⅱ、Ⅲ、aVR、aVL、aVF、V_1、V_2、V_3、V_4、V_5、V_6顺序描记。一般每导联描记4~5个波形。当有心律失常时,可任意延长描记时间,通常选择描记的导联是Ⅱ和V_5。

（8）关闭电源,取下电极,并帮助患者整衣下床。

（9）在心电图纸上注明姓名、性别、年龄、日期及导联名称。

（10）测量所描记的心电图各波、间期,计算心率,初步判断结果。

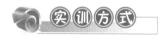

（1）教师讲解示教心电图导联的连接方式和描记方法,提示操作要点和注意事项。

（2）学生分组练习,互相检查。

（3）教师巡回指导,给予矫正和强化。

（4）教师进行总结与反馈。

（5）记录评估结果，完成实训报告。

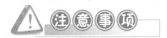

（1）室温宜保持在 18℃以上；检查室远离大型电器设备；检查床宽度不小于 80cm；如使用交流电操作，心电图机必须有可靠的接地线（接地电阻＜0.5Ω）。

（2）工作开始前，检查心电图机各条线缆的连接是否正常，包括导联线、电源线、地线等。

（3）认真阅读检查申请单，快速了解患者的一般状况、临床对检测心电图的要求、描记心电图标准 12 导联和（或）附加导联以及是否需要特殊体位。

（4）除有精神症状、婴幼儿等不能配合者需用药物镇静外，患者应在觉醒状态下休息 5 分钟后仰卧接受检测。检测时要求患者全身放松、自然呼吸。

（5）电极安置部位的皮肤应先做清洁，然后涂以心电图检测专用导电介质或生理盐水，以减少皮肤电阻；电极要紧贴皮肤，防止记录过程中电极脱落。

（6）按照国际统一标准准确放置标准 12 导联电极。女性乳房下垂者应托起乳房，将 V_3、V_4、V_5 导联电极置于乳房下缘的胸壁上。

（7）可疑或确诊急性心肌梗死首次检查时必须做 18 导联心电图，即标准 12 导联加 V_7、V_8、V_9、V_3R、V_4R、V_5R 导联；检测后壁导联时患者必须仰卧；检测电极可使用一次性监护电极。

（8）心电图记录每个导联至少描记 3 个完整的心动周期。

（9）记录心电图时标定标准电压为 10mm/mV，走纸速度为 25mm/s，并做标记。

（10）同时使用除颤器时，不具有除颤保护的普通心电图机应将导联线与主机分离。

（11）记录心电图时，先将基线调至中央。基线不稳或有干扰时，应排除后再进行描记。在变换导联时，需先将输入开关关闭，再操作导联选择开关。

（12）记录完毕，将电极擦干净，把心电图面板各控制旋钮转回原处，最后切断电源。

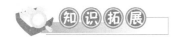

1. 动态心电图

动态心电图（AECG）是指连续记录 24 小时或更长时间的心电图。该项检查首先由美国学者 Holter 于 20 世纪 60 年代初期应用于临床，故又称为 Holter 监测。动态心电图可提供患者 24 小时的动态心电活动信息，已成为临床上广泛使用的无创性心血管病诊断手段之一。

动态心电图可以获得患者日常生活状态下连续 24 小时甚至更长时间的心电图资料，因此常可检测到常规心电图检查不易发现的一过性异常心电图改变，还可以结合分析患者的生活日志来了解患者的症状、活动状态及服用药物等与心电图变化之间的关系。其临床应用范围如下。

(1)心悸、气促、头昏、晕厥、胸痛等症状性质的判断。

(2)心律失常的定性和定量诊断。

(3)心肌缺血的诊断和评价,尤其是发现无症状心肌缺血的重要手段。

(4)心肌缺血及心律失常药物疗效的评价。

(5)心脏病患者预后的评价:通过观察复杂心律失常等指标,判断心肌梗死后患者及其他心脏病患者的预后。

(6)选择安装起搏器的适应证,评价起搏器的功能,检测与起搏器有关的心律失常。

(7)医学科学研究和流行病学调查,如正常人心率的生理变动范围,宇航员、潜水员、驾驶员心脏功能的研究等。

2. 心电图的临床应用

(1)对某些疾病有决定性诊断价值,如心律失常、急性心肌梗死(能估计梗死部位、范围,观察其演变过程)。当心脏增大时,能分辨是左心室还是右心室肥大。

(2)可用于某些疾病或用药的辅助诊断,如心包炎、心肌炎、心绞痛(发作时)、急性或慢性肺源性心脏病、慢性冠状动脉供血不足、血钾过高或过低,以及洋地黄、奎尼丁等药物中毒。

(3)心电图对心脏病诊断具有一定局限性。某些心脏病心电图可以正常,如瓣膜病早期或双心室肥大,故正常心电图并不能排除心脏病的存在。此外,一些心电图改变并无特异性,同样的心电图改变可见于多种心脏病,如心律失常、心室肥大、ST-T改变等。

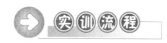
实训流程

实训准备
护士准备:熟悉实训内容,衣帽整洁,必须在患者面前洗手或消毒手
用物准备:心电图机、导联线、检查床、电极膏(或生理盐水)、75%乙醇棉球、心电图纸、分规、直尺、多媒体课件
患者准备:患者解除大、小便。向患者解释检查的意义、目的及配合方法
环境准备:环境温度、湿度适宜,光线充足

核对患者,安置体位
核对姓名、床号
安置仰卧位

暴露四肢下端及胸部
暴露双踝关节、双腕关节、前胸部

连接导联

| 打开心电图机电源开关,使机器和记录笔预热

| 人体放置电极的部位应先用乙醇棉球脱脂,再涂上电极膏(或生理盐水)擦拭,以减少皮肤电阻

| 连接肢体导联电极

▼ 连接胸导联电极

做心电图

| 调节心电图机的走纸速度,定准电压

| 调拨导联选择器开关,按Ⅰ、Ⅱ、Ⅲ、aVR、aVL、aVF、V_1、V_2、V_3、V_4、V_5、V_6顺序描记。一般每导联描记4~5个波形。当有心律失常时,可任意

▼ 延长描记时间,通常选择描记的导联是Ⅱ和V_5

整理

| 关闭电源,取下电极,并帮助患者整衣下床

| 在心电图纸上注明姓名、性别、年龄、日期及导联名称

▼ 测量所描记的心电图各波、间期,计算心率,初步判断结果

学生训练

实训评价

书写实训报告

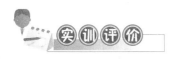

心电图描记考核标准

项目		评价标准	量分	得分
实训准备	护士准备	衣帽整洁,修剪指甲,温暖双手	5	
	用物准备	心电图机、导联线、检查床、电极膏(或生理盐水)、75%乙醇棉球、心电图纸、分规、直尺、多媒体课件	5	
	环境准备	安静、温暖,光线适宜;关闭门窗,必要时放置屏风	5	
操作步骤	核对患者	床号、姓名	5	
	安置体位	仰卧位	5	
	暴露检查部位	双踝、腕关节、前胸部	5	
	连接导联	打开心电图机电源开关,使机器和记录笔预热 人体放置电极的部位应先用乙醇棉球脱脂,再涂上电极膏(或生理盐水)擦拭,以减少皮肤电阻 连接肢体导联电极 连接胸导联电极	20	
	做心电图	调节心电图机的走纸速度,定准电压 调拨导联选择器开关,按 Ⅰ、Ⅱ、Ⅲ、aVR、aVL、aVF、V_1、V_2、V_3、V_4、V_5、V_6 顺序描记。一般每导联描记 4~5 个波形。当有心律失常时,可任意延长描记时间,通常选择描记的导联是 Ⅱ 和 V_5	10	
	整理	关闭电源,取下电极,并帮助患者整衣下床 在心电图纸上注明姓名、性别、年龄、日期及导联名称 测量所描记的心电图各波、间期,计算心率,初步判断结果	20	
质量标准		动作轻巧,用物准备齐全,摆放有序,严格按操作规程进行,手法正确,操作熟练,20分钟内完成	10	
提问		口述正确	5	
		叙述流畅	5	
总分			100	

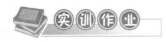

书写实训报告。

实训十 心电图描记实训报告

姓名		实训日期		学号	
班级		带教老师		评分	

【实训目的】

【实训准备】

【操作步骤】

【注意事项】

【思考与练习】

1. 在心电图上 P 波反映的是（　　）

　　A. 窦房结除极　　　　　　B. 窦房结复极　　　　　C. 心房除极

　　D. 心房复极　　　　　　　E. 房室结除极

2. 关于胸导联电极的安放,下列哪项不正确（　　）

　　A. V_1——胸骨右缘第 4 肋间　　　　　　　B. V_2——胸骨左缘第 4 肋间

　　C. V_3——V_2 与 V_4 连线中点　　　　　　D. V_4——左第 5 肋间锁骨中线处

　　E. V_5——左第 5 肋间腋前线处

3. 正常心电图在以下哪一个导联 P 波是倒置的（　　）

　　A. Ⅰ导联　　　　　　　　B. Ⅱ导联　　　　　　　C. aVR 导联

　　D. aVF 导联　　　　　　　E. $V_3 \sim V_6$导联

4. 心电图的哪一部分代表心室的除极过程（　　）

　　A. P 波　　　　　　　　　B. QRS 波　　　　　　　C. T 波

　　D. ST 段　　　　　　　　　E. U 波

5. 患者心电图显示心律整齐,R – R 间距为 15 小格,通过计算该患者心率为（　　）

　　A. 60 次/分　　　　　　　B. 75 次/分　　　　　　C. 80 次/分

　　D. 90 次/分　　　　　　　E. 100 次/分

6. 根据Ⅰ、Ⅲ导联 QRS 主波方向估测心电轴,下列哪项不正确（　　）

　　A. Ⅰ导联主波向上,Ⅲ导联主波向下,电轴左偏

　　B. 二者主波向上,电轴不偏

　　C. 二者主波向下,电轴显著右偏

　　D. Ⅰ导联主波向下,Ⅲ导联主波向上,电轴右偏

　　E. Ⅰ导联正负波代数和为 0,Ⅲ导联主波向上,电轴为 +30°

教师签名:

批阅时间: